KOCHBUCH ZUR INSULINRESISTENZ

Köstlich gesunde Rezepte und Speisepläne zur Vorbeugung von Diabetes, zur Gewichtskontrolle und zum Ausgleich des Blutzuckers.

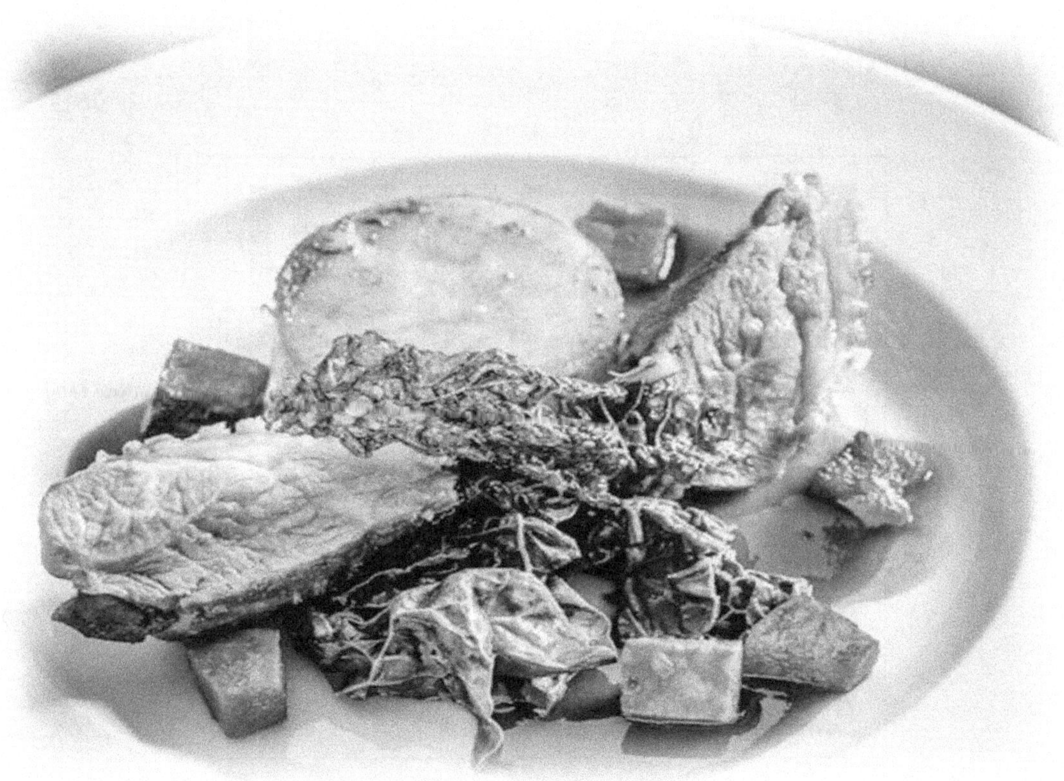

CHRISTIANA WHITE

ERHALTEN SIE ZUGANG ZU MEHR BÜCHERN

HAFTUNGSAUSSCHLUSS

Die Rezepte in diesem Kochbuch dienen nur zu Informationszwecken und stellen keine medizinische oder professionelle Beratung dar. Obwohl der Autor und der Herausgeber alle Anstrengungen unternommen haben, um die Richtigkeit und Wirksamkeit der Rezepte sicherzustellen, übernehmen sie keine Verantwortung für etwaige nachteilige Auswirkungen, die sich aus der Verwendung der hierin enthaltenen Vorschläge ergeben.

Die Informationen in diesem Kochbuch ersetzen keine professionelle Beratung. Den Lesern wird empfohlen, einen Arzt oder einen Kochprofi zu konsultieren, bevor sie wesentliche Änderungen an ihrer Ernährung oder ihren Kochpraktiken vornehmen.

Die Nährwertangaben sind ungefähre Angaben und sollten nur als Richtlinie dienen. Aufgrund der Produktverfügbarkeit, der Lebensmittelzubereitung, der Portionsgröße und anderer Faktoren können Abweichungen auftreten.

Autor und Herausgeber lehnen jegliche Haftung im Zusammenhang mit der Verwendung dieser Informationen ab. Es liegt in der Verantwortung des Lesers, den Wert und die Qualität aller Rezepte oder Anweisungen zur Lebensmittelzubereitung zu bestimmen und die Nährwertangemessenheit der zu verzehrenden Lebensmittel zu bestimmen.

ÜBER DEN AUTOR

Wenn es um leckere und nahrhafte Kochbücher geht, die Wellness zu einer genussvollen Reise machen, ist Christiana White die Autorin, an die Sie sich wenden. Sie nähert sich dem Kochen aus einem neuen Blickwinkel und hat eine Leidenschaft für die Zubereitung gesunder Lebensmittel.

Motiviert durch ihr eigenes Streben nach Gesundheit, bieten Christianas Bücher auf Amazon köstliche Rezepte, die zeigen, dass gesunde Ernährung sowohl einfach als auch angenehm sein kann. Ihre kreative Methode macht das Kochen für alle Fähigkeitsniveaus zugänglich, indem sie ganze, einfache Gerichte mit Aromen aus der ganzen Welt verbindet.

Leser von Christianas Mahlzeiten schwärmen von den positiven Auswirkungen ihrer Lebensmittel auf ihr Leben außerhalb der Küche. Ihre Bücher sind mehr als nur Rezepte; Sie sind Ratgeber für ein glücklicheres und besseres Leben, das zu allem führt, von mehr Energie bis hin zu einer wiederbelebten Leidenschaft für das Kochen.

Kommen Sie mit Christiana und entdecken Sie, wie Sie Ihre Mahlzeiten in befriedigende und freudige Erlebnisse verwandeln können. Entdecken Sie die reizvolle Verbindung von Gesundheit und Geschmack , indem Sie in die farbenfrohe Welt ihrer Kochbücher eintauchen.

INHALTSVERZEICHNIS.

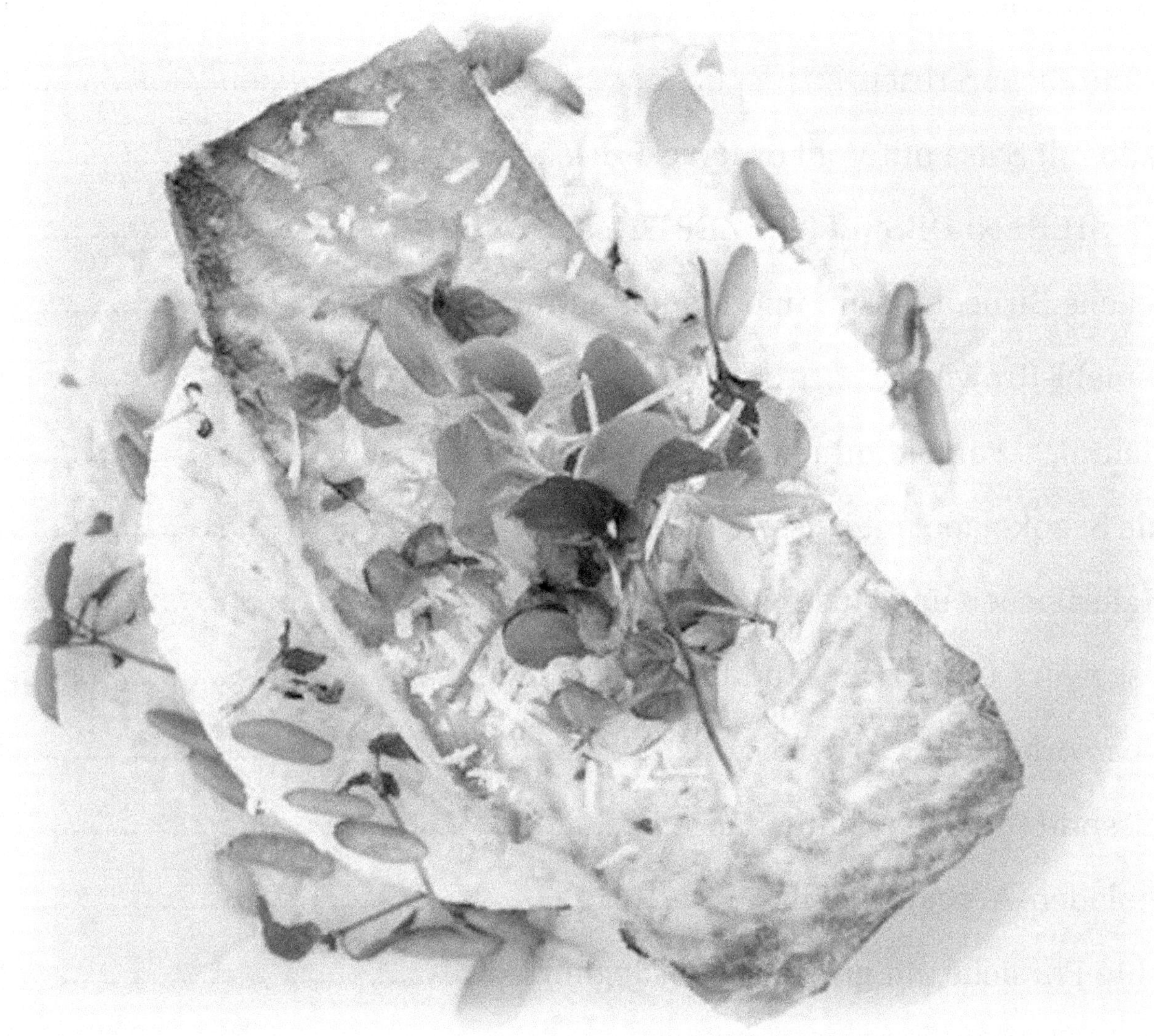

EINFÜHRUNG

Wer sagt, dass Diäten gegen Insulinresistenz langweilig und langweilig sein müssen? Dieses Kochbuch soll mit dieser Vorstellung aufräumen und zeigen, dass köstliche Küche und hervorragende Gesundheit Hand in Hand gehen können.

Bereiten Sie sich auf ein gastronomisches Abenteuer vor, das Ihren Geschmackssinn erfreuen und gleichzeitig Ihren Körper nähren wird. Auf diesen Seiten finden Sie lebendige Salate voller frischer Geschmacksrichtungen, herzhafte Eintöpfe, die Sie von innen heraus wärmen, und sogar köstliche Süßigkeiten, die Ihren Blutzucker nicht in die Höhe treiben.

Jedes Rezept wurde sorgfältig entwickelt, um Ihnen dabei zu helfen, Ihre Blutzuckerziele zu erreichen, und bietet gleichzeitig einen Geschmacksexplosion, der Ihnen ein zufriedenes und genährtes Gefühl hinterlässt. Egal, ob Sie ein erfahrener Koch sind oder gerade erst mit Ihrer Gesundheitsreise beginnen, diese Rezepte sollen einfach, genussvoll und vor allem lecker sein.

Dieses Kochbuch ist jedoch mehr als nur eine Rezeptsammlung. Es ist ein Leitfaden, wie Sie die Freude am Essen zurückgewinnen und gleichzeitig die Verantwortung für Ihre Gesundheit übernehmen können. Verabschieden Sie sich also von langweiligen und uninteressanten Mahlzeiten und bereiten Sie sich auf einen leckeren, ausgewogenen Essstil vor, der Ihnen ein gutes Gefühl geben wird.

Lassen Sie dieses Kochbuch als Eintrittskarte in eine Welt gastronomischer Köstlichkeiten dienen, die Ihre Beziehung zum Essen für immer verändern wird.

Insulinresistenz verstehen

Insulinresistenz ist ein physiologischer Zustand, bei dem die Körperzellen weniger empfänglich für Insulin sind, das Hormon, das für die Kontrolle des Blutzuckerspiegels verantwortlich ist. Diese verminderte Empfindlichkeit kann zu einem Anstieg des Insulin- und Glukosespiegels im Blut führen und die Grundlage für Prädiabetes und, wenn unbehandelt, Typ-2-Diabetes bilden.

Unter normalen Bedingungen fördert Insulin die Aufnahme von Glukose aus dem Blutkreislauf in die Zellen, wo sie zur Energiegewinnung genutzt wird. Wenn Sie essen, gibt die Bauchspeicheldrüse Insulin in Ihren Blutkreislauf ab. Wenn der Glukosespiegel steigt, hilft Insulin dabei, ihn zu Muskel-, Fett- und Leberzellen zu transportieren. Einmal drinnen, wandeln die Zellen Glukose entweder in Energie um oder speichern sie für die spätere Verwendung.

Wenn Zellen insulinresistent werden, können sie nicht mehr richtig auf Insulin reagieren. Dies bedeutet, dass Glukose im Blutkreislauf verbleibt, was die Bauchspeicheldrüse dazu veranlasst, noch mehr Insulin auszuschütten, um den Blutzuckerspiegel zu senken – ein Zustand, der als Hyperinsulinämie bekannt ist. Mit der Zeit kann diese übermäßige Anstrengung die Fähigkeit der Bauchspeicheldrüse, Insulin zu produzieren, beeinträchtigen, was zu einem erhöhten Blutzuckerspiegel oder einer Hyperglykämie führt .

Zu den Faktoren, die das Risiko einer Insulinresistenz erhöhen können, gehören:

- Genetik: Menschen mit Diabetes in der Familienanamnese entwickeln häufiger eine Insulinresistenz.
- Fettleibigkeit: Überschüssiges Fett, insbesondere im Bauchbereich, ist stark mit einer Insulinresistenz verbunden.

- Inaktivität: Körperliche Aktivität verbessert die Reaktion der Zellen auf Insulin.
- Alter: Die Gefahr steigt mit zunehmendem Alter.
- Hormonelle Veränderungen: Das polyzystische Ovarialsyndrom (PCOS) und Lebensphasen wie Schwangerschaft und Wechseljahre können sich alle auf die Insulinsensitivität auswirken.

Eine Insulinresistenz verursacht häufig keine Symptome, bis sie zu einem erhöhten Blutzuckerspiegel führt. Erhöhter Durst, häufiges Wasserlassen, Müdigkeit und Konzentrationsschwierigkeiten sind einige Warnsignale, auf die Sie achten sollten. Bei der Diagnose werden häufig Blutuntersuchungen zur Überwachung des Glukose- und Insulinspiegels sowie die Beurteilung von Risikofaktoren und Symptomen durchgeführt.

Bewältigung der Insulinresistenz durch Ernährung

Die Ernährung spielt eine wichtige Rolle bei der Regulierung der Insulinresistenz. Die Idee besteht darin, Mahlzeiten zu sich zu nehmen, die die Insulinsensitivität erhöhen und den Blutzuckerspiegel stabil halten.

- Wählen Sie Vollkornprodukte: Wählen Sie Vollkornprodukte gegenüber raffinierten Kohlenhydraten, um den Ballaststoffverbrauch zu steigern, was zur Kontrolle des Blutzuckerspiegels beitragen kann.
- Integrieren Sie gesunde Fette: Konsumieren Sie mehrfach ungesättigte Fette wie Nüsse, Samen und fetten Fisch, um die Insulinsensitivität zu verbessern.
- Konzentrieren Sie sich auf nicht stärkehaltiges Gemüse: Füllen Sie Ihren Teller mit Blattgemüse und anderem nicht stärkehaltigen Gemüse, das Nährstoffe liefert, ohne den Blutzuckerspiegel zu erhöhen.

- Wählen Sie magere Proteine: Mageres Fleisch, Geflügel, Fisch und pflanzliche Proteine können dabei helfen, den Blutzuckerspiegel zu kontrollieren.
- Begrenzen Sie zugesetzten Zucker und raffinierte Kohlenhydrate: Vermeiden Sie zuckerhaltige Getränke und Snacks sowie Weißbrot und Nudeln, da diese zu einem Anstieg des Blutzuckers führen können.
- Portionsgrößen kontrollieren: Die Begrenzung der Portionsgrößen kann dabei helfen, die Kalorienaufnahme zu regulieren und das Gewichtsmanagement zu unterstützen.

Das Verständnis der Insulinresistenz und die Einhaltung dieser Ernährungs- und Lebensstilempfehlungen können Menschen dabei helfen, ihre Insulinsensitivität zu verbessern und ihr Risiko, an Typ-2-Diabetes zu erkranken, zu minimieren. Die Zusammenarbeit mit Gesundheitsdienstleistern ist für die Entwicklung eines personalisierten Plans, der die individuellen Gesundheitsbedürfnisse und -wünsche berücksichtigt, von entscheidender Bedeutung.

Denken Sie daran, dass die hier präsentierten Informationen keinen Ersatz für professionelle medizinische Beratung, Diagnose oder Behandlung darstellen. Wenn Sie Fragen zu einem medizinischen Problem haben, wenden Sie sich immer an Ihren Arzt oder einen anderen ausgebildeten Gesundheitsexperten.

Wie Insulin wirkt

ICH Insulin, manchmal auch als „Schlüssel" zu Ihren Zellen bekannt, ist entscheidend dafür, wie Ihr Körper die aus der Nahrung gewonnene Energie nutzt.

- Kraftstoff aus der Nahrung: Beim Verzehr werden Kohlenhydrate in Glukose (Zucker) zerlegt, der in Ihren Blutkreislauf gelangt.
- Insulinausschüttung: Wenn Ihr Blutzuckerspiegel steigt, schüttet Ihre Bauchspeicheldrüse, eine Drüse unter Ihrem Magen, Insulin aus.
- Die Tür öffnen: Insulin sendet ein Signal an Ihre Zellen und fordert sie auf, sich zu öffnen und Glukose aus Ihrem Blutkreislauf aufzunehmen.
- Energie für Zellen: Sobald Glukose in den Zellen ist, wird sie entweder sofort verwendet oder für eine spätere Verwendung gespeichert.
- Blutzucker-Gleichgewicht: Wenn Glukose in Ihre Zellen gelangt, normalisiert sich der Blutzuckerspiegel.

Eine Insulinresistenz führt dazu, dass Ihre Zellen weniger empfindlich auf Insulinsignale reagieren. Es ist, als ob der Schlüssel ins Schloss passt, ihn aber nicht richtig drehen lässt. Dies bedeutet, dass Glukose Schwierigkeiten hat, in Ihre Zellen zu gelangen, was zu einer Zuckeransammlung in Ihrem Blutkreislauf führt. Ihre Bauchspeicheldrüse versucht dies zu kompensieren, indem sie mehr Insulin produziert. Dies kann jedoch dazu führen, dass die Bauchspeicheldrüse nach und nach schwächer wird und das Risiko steigt, an Prädiabetes und Typ-2-Diabetes zu erkranken.

<u>**Was verursacht Insulinresistenz?**</u>

Insulinresistenz hat mehrere Ursachen, einschließlich einer komplexen Kombination aus genetischen, Lebensstil- und Umweltvariablen. Während die genauen Mechanismen noch erforscht werden, sind hier einige der wichtigsten Mitwirkenden:

- **Übergewicht und Körperfett** : Übergewicht, insbesondere im Bauchbereich, ist ein erheblicher Risikofaktor für eine Insulinresistenz. Fettzellen produzieren Hormone und andere Verbindungen, die die Insulinsignalisierung stören können , wodurch Ihre Zellen weniger empfänglich für die Wirkung von Insulin werden.

- **Inaktivität** : Ein sitzender Lebensstil kann Ihr Risiko ebenfalls erhöhen. Durch körperliche Aktivität können Ihre Muskeln Glukose zur Energiegewinnung nutzen, was die Insulinsensitivität verbessert.

- **Schlechte Ernährung** : Eine Ernährung mit hohem Anteil an raffinierten Kohlenhydraten, zuckerhaltigen Getränken und verarbeiteten Lebensmitteln kann zu einem häufigen Anstieg des Blutzuckers führen, die Bauchspeicheldrüse belasten und schließlich zu einer Insulinresistenz führen.

- **Genetik** : Die Familienanamnese ist wichtig, da einige genetische Varianten das Risiko einer Insulinresistenz erhöhen können. Wenn Ihre Eltern oder Geschwister an Typ-2-Diabetes oder Prädiabetes leiden, kann sich Ihr Risiko erhöhen.

- **Alter** : Die Insulinresistenz nimmt mit zunehmendem Alter zu, insbesondere nach 45 Jahren.

- **Ethnische Zugehörigkeit** : Bestimmte ethnische Gruppen, darunter Afroamerikaner, Hispano-/Latinoamerikaner, asiatische Amerikaner und amerikanische Ureinwohner, entwickeln häufiger eine Insulinresistenz und Typ-2-Diabetes.

- **Medizinische Erkrankungen** : Insulinresistenz ist mit mehreren medizinischen Erkrankungen verbunden, darunter dem polyzystischen Ovarialsyndrom (PCOS), der nichtalkoholischen Fettlebererkrankung (NAFLD) und dem Cushing-Syndrom.
- **Medikamente** : Bestimmte Medikamente wie Kortikosteroide und Antipsychotika können die Insulinaktivität hemmen und zur Insulinresistenz beitragen.
- **Schlafmangel** : Chronischer Schlafmangel kann den Hormonspiegel verändern und Stresshormone erhöhen, was zur Insulinresistenz beiträgt.
- **Rauchen** : Rauchen kann die Blutgefäße schädigen und Entzündungen verursachen, was beides die Insulinsensitivität verringern kann.

Der Einfluss der Ernährung auf die Insulinsensitivität

Die Ernährung hat einen erheblichen Einfluss auf die Insulinsensitivität – die Fähigkeit Ihres Körpers, effizient auf Insulin zu reagieren, das Hormon, das für die Regulierung des Blutzuckers verantwortlich ist.

Was Sie konsumieren, hat einen direkten Einfluss darauf, wie gut Ihre Zellen Glukose (Zucker) aus dem Blutkreislauf aufnehmen, was sich auf Ihr Energieniveau, Ihre Gewichtskontrolle und Ihre allgemeine Gesundheit auswirkt.

Lebensmittel, die die Insulinsensitivität erhöhen.

- **Vollkorn** (brauner Reis, Quinoa, Hafer), Gemüse (Bohnen, Linsen) und ballaststoffreiches Gemüse (Brokkoli, Rosenkohl, Blattgemüse) enthalten alle komplexe Kohlenhydrate. Sie werden langsam verdaut und liefern so eine gleichmäßige Energiequelle, während gleichzeitig Blutzuckerspitzen vermieden werden, die Ihre Insulinreaktion belasten können.

- **Ballaststoffe** : Ballaststoffe sind in Gemüse, Obst, Vollkornprodukten und Gemüse reichlich vorhanden und verlangsamen die Zuckeraufnahme in den Blutkreislauf, wodurch abrupte Veränderungen des Blutzuckerspiegels reduziert werden.

- **Mageres Protein** : Lebensmittel wie Hühnchen, Fisch, Tofu, Bohnen und Linsen helfen, den Blutzucker zu regulieren und ein Sättigungsgefühl zu erzeugen, wodurch das Verlangen nach zuckerhaltigen Lebensmitteln verringert wird.

- **Gesunde Fette:** Avocados, Nüsse, Samen und Olivenöl enthalten ungesättigte Fette, die die Insulinsensitivität steigern und die allgemeine Gesundheit fördern. Außerdem steigern sie das Sättigungsgefühl und sorgen dafür, dass Sie sich nach dem Essen wohler fühlen.

- **Früchte mit niedrigem glykämischen Index** : Beeren, Äpfel und Birnen haben einen geringeren Einfluss auf den Blutzucker als Früchte mit hohem glykämischen Index wie Mangos und Ananas. Verbrauchen Sie sie im Rahmen einer gesunden Ernährung in Maßen.

Lebensmittel, die die Insulinsensitivität verringern.

- **Raffinierte Kohlenhydrate** : Weißbrot, weißer Reis, Gebäck, zuckerhaltiges Getreide und andere verarbeitete Mahlzeiten werden schnell abgebaut, was zu plötzlichen Anstiegen und Tiefstwerten des Blutzuckers führt, was die Insulinresistenz verschlimmern kann.

- **Zuckerhaltige Getränke** : Limonaden, gesüßter Eistee, Energy-Drinks und Fruchtsäfte enthalten viel Zucker, was zu Gewichtszunahme und Insulinresistenz führen kann.
- **Verarbeitete Lebensmittel:** Diese Lebensmittel enthalten häufig einen hohen Anteil an zugesetztem Zucker, schädlichen Fetten und Natrium, was die Insulinsensitivität und die allgemeine Gesundheit beeinträchtigen kann.
- **Gesättigte Fette und Transfette:** Diese Fette, die in fettem Fleisch, Vollmilchprodukten, Butter und frittierten Lebensmitteln enthalten sind, können die Insulinresistenz verschlimmern und das Risiko von Herzerkrankungen erhöhen.

Durch die Auswahl der richtigen Lebensmittel können Sie eine nachhaltige und genussvolle Essgewohnheit etablieren, die Ihrer Insulinsensitivität und Ihrem allgemeinen Wohlbefinden zugute kommt. Dieses Kochbuch enthält wunderbare Rezepte, bei denen Folgendes im Vordergrund steht:

- Ganze, unverarbeitete Lebensmittel.
- Komplexe Kohlenhydrate im Vergleich zu verarbeiteten Kohlenhydraten.
- Magere Proteinquellen.
- Gesunde Fette.
- Ballaststoffreiches Obst und Gemüse

Das Ziel besteht darin, regelmäßige und gesündere Entscheidungen zu treffen, statt perfekt zu sein. Kleine Änderungen können einen erheblichen Einfluss auf Ihre Insulinsensitivität und Ihren allgemeinen Gesundheitszustand haben.

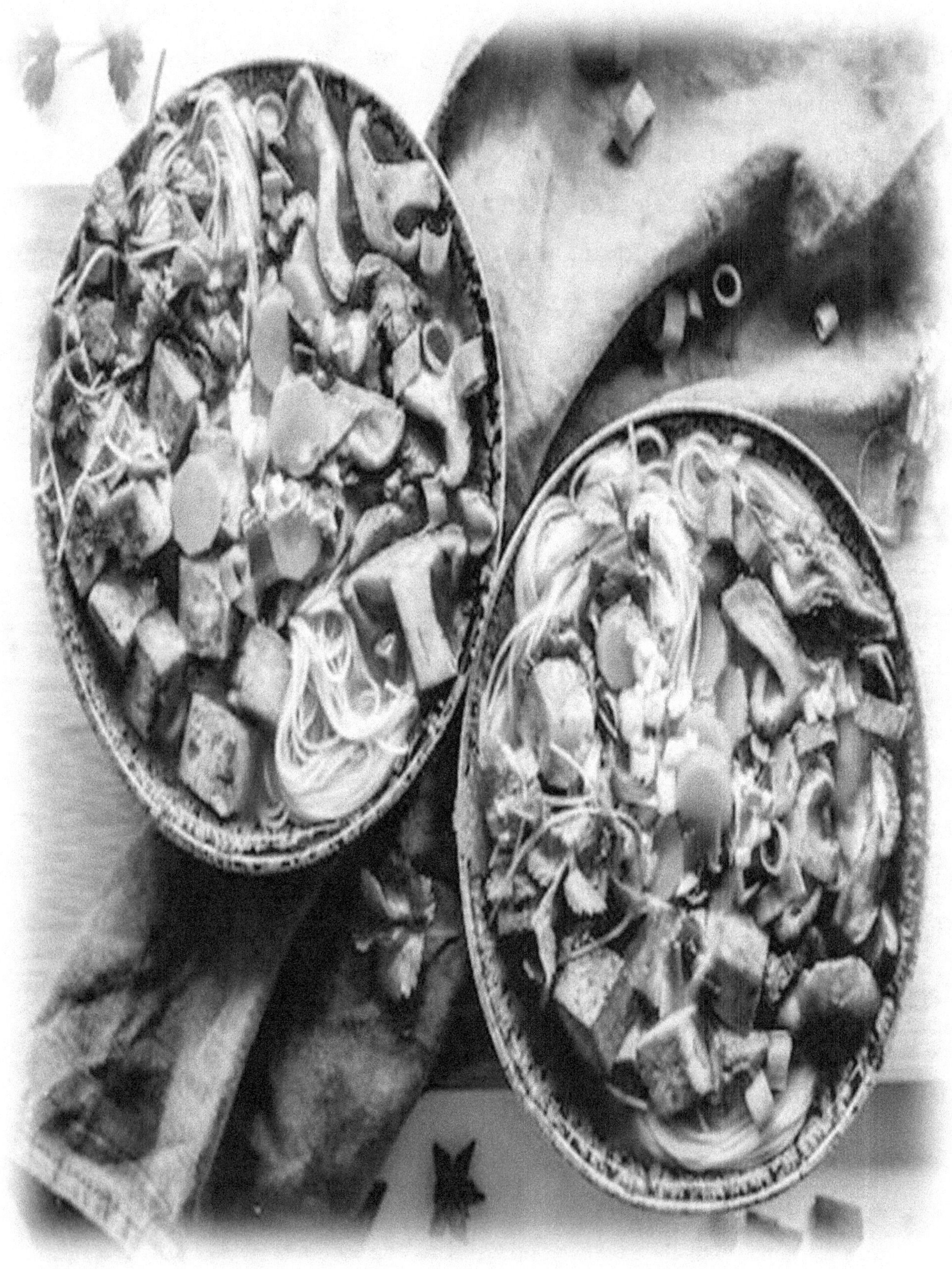

Lebensmittel zum Umarmen

Gemüse

- Blattgemüse wie Grünkohl, Spinat, Grünkohl und Mangold sind reich an Ballaststoffen, Vitaminen und Mineralstoffen und gleichzeitig kalorien- und kohlenhydratarm, wodurch sie sich hervorragend zur Blutzuckerkontrolle eignen.
- Kreuzblütler: Brokkoli, Blumenkohl, Rosenkohl und Kohl sind reich an Antioxidantien und Ballaststoffen, die beide die Insulinsensitivität fördern.
- Andere nicht stärkehaltige Gemüsesorten: Paprika, Spargel, Zucchini, Gurken, Tomaten, Zwiebeln und Pilze sind vielseitige Gemüsesorten, die Ihren Mahlzeiten Geschmack und Textur verleihen, ohne den Blutzuckerspiegel wesentlich zu beeinflussen.

Früchte: Süße Leckereien der Natur (in Maßen)

- Beeren: Erdbeeren, Blaubeeren, Himbeeren und Brombeeren sind Früchte mit niedrigem glykämischen Index, reich an Antioxidantien und Ballaststoffen, was sie zu einer süßen und lohnenden Option für das Insulinmanagement macht.
- Äpfel und Birnen: Essen Sie diese ballaststoffreichen Früchte mit Schale für zusätzliche Nährstoffe und Blutzuckerkontrolle.

- Zitrusfrüchte: Zitronen, Limetten, Orangen und Grapefruits sind reich an Vitamin C und Antioxidantien, die helfen können, Entzündungen zu reduzieren und die Insulinsensitivität zu erhöhen.

Protein ist Ihr Blutzuckerstabilisator.

- Mageres Geflügel: Huhn und Pute (ohne Haut) enthalten viel mageres Protein, das für den Erhalt der Muskelmasse und die Stabilisierung des Blutzuckers benötigt wird.
- Fisch: Lachs, Thunfisch, Sardinen und Makrele enthalten Omega-3-Fettsäuren, die nachweislich die Insulinsensitivität erhöhen und Entzündungen reduzieren.
- Gemüse: Linsen, Kichererbsen, schwarze Bohnen und Kidneybohnen sind pflanzliche Protein-Kraftpakete mit hohem Ballaststoff- und Mineralstoffgehalt, die zur Regulierung des Blutzuckerspiegels beitragen.
- Tofu und Tempeh sind vielseitige Proteinquellen, die vielfältig eingesetzt werden können.
- Eier: Eier sind eine vollständige Proteinquelle, das heißt, sie enthalten alle wichtigen Aminosäuren, die Ihr Körper benötigt.

Gesunde Fette sind Ihre Insulinsensitivitäts-Booster.

- Avocados: Diese köstliche Frucht enthält einfach ungesättigte Fette, Ballaststoffe und andere Bestandteile, die die Insulinsensitivität fördern.
- Nüsse und Samen: Mandeln, Walnüsse, Cashewnüsse, Chiasamen und Leinsamen sind nährstoffreiche Snacks mit hohem Gehalt an gesunden Fetten, Ballaststoffen und Proteinen.

- Olivenöl: Dieses herzgesunde Öl ist reich an Antioxidantien und einfach ungesättigten Fetten, die beide bei der Insulinresistenz helfen.
- Fetthaltiger Fisch: Lachs, Thunfisch, Sardinen und Makrele sind reich an Omega-3-Fettsäuren, die entzündungshemmende Eigenschaften haben und die Insulinsensitivität verbessern.

Vollkorn : Eine langsam verbrennende Energiequelle

- Brauner Reis: Reich an Ballaststoffen und Nährstoffen, liefert brauner Reis langanhaltende Energie und hilft bei der Regulierung des Blutzuckerspiegels.
- Quinoa: Dieses uralte Getreide enthält Eiweiß, Ballaststoffe und eine Vielzahl an Mineralien und ist somit eine nahrhafte und flexible Ergänzung Ihrer Ernährung.
- Hafer: Hafer ist reich an löslichen Ballaststoffen und senkt nachweislich den Cholesterinspiegel und gleicht den Blutzucker aus.
- Gerste: Dieses zähe Getreide enthält Beta-Glucan, einen löslichen Ballaststoff, der nachweislich die Insulinsensitivität erhöht.
- Farro: Farro, ein Getreide mit nussigem Geschmack und hohem Ballaststoffgehalt, ist eine schmackhafte und sättigende Alternative zu raffiniertem Getreide.

Raffinierte Kohlenhydrate

- Weißbrot und Mehlprodukte: Diesen stark verarbeiteten Mahlzeiten wurden Ballaststoffe und Nährstoffe entzogen, so dass nur schnell absorbierte Kohlenhydrate übrig bleiben, die zu starken Blutzuckerspitzen führen.
- Weißer Reis: Weißer Reis ist wie Weißbrot arm an Ballaststoffen und kann den Blutzuckerspiegel schnell ansteigen lassen.
- Gebäck, Kekse und Kuchen: Diese zuckerhaltigen Köstlichkeiten sind reich an raffinierten Kohlenhydraten und zugesetztem Zucker, die eine Insulinausschüttung auslösen und die Insulinresistenz erhöhen können.
- Zuckerhaltige Cerealien: Viele Frühstückscerealien enthalten Zucker und raffiniertes Getreide, was zu Blutzuckerschwankungen und ungesundem Appetit führen kann.
- Verarbeitete Snacks: Cracker, Chips, Brezeln und andere verpackte Snacks enthalten häufig raffinierte Kohlenhydrate, schlechte Fette und einen hohen Natriumgehalt, die alle die Insulinsensitivität beeinträchtigen können.

Zuckerhaltige Getränke

- Limonade: Normale Limonade enthält viel zugesetzten Zucker, bietet keinen Nährwert und trägt zur Gewichtszunahme und Insulinresistenz bei.
- Gesüßte Eistee- und Kaffeegetränke: Diese Getränke enthalten viel Zucker und können Blutzuckerspitzen und -abfälle verursachen.

- Fruchtsäfte: Obwohl Fruchtsäfte gesundheitsfördernd zu sein scheinen, enthalten sie oft viel Zucker und es fehlen ihnen die in ganzen Früchten vorkommenden Ballaststoffe, was zu schnellen Blutzuckerspitzen führt.

- Energiegetränke: Diese Getränke enthalten viel Zucker und Koffein, was den Blutzuckerhaushalt beeinträchtigen und zur Insulinresistenz beitragen kann.

- Gesüßter Joghurt: Viele aromatisierte Joghurts enthalten zusätzlichen Zucker, der die ernährungsphysiologischen Vorteile des Joghurts selbst zunichte machen kann. Wählen Sie Naturjoghurt und fügen Sie für die Süße Ihre eigenen Früchte hinzu.

Andere Lebensmittel, die Sie einschränken oder vermeiden sollten.

- Frittierte Lebensmittel: Pommes Frites, gebratenes Hühnchen und andere frittierte Lebensmittel enthalten einen hohen Anteil an schädlichen Fetten und Kalorien, die die Insulinresistenz verschlimmern und zu einer Gewichtszunahme führen können.

- Verarbeitetes Fleisch: Speck, Wurst, Hot Dogs und Wurstwaren enthalten häufig viel gesättigtes Fett, Salz und Nitrate, was Ihrer Gesundheit schaden kann.

- Vollfette Milchprodukte: Während Milchprodukte für eine ausgewogene Ernährung von Vorteil sein können, enthalten vollfette Alternativen wie Vollmilch, Käse und Eis viel gesättigtes Fett und Kalorien, was zu einer Insulinresistenz führen kann.

- Alkohol: Übermäßiger Alkoholkonsum kann die Blutzuckerregulierung beeinträchtigen, zu Leberproblemen führen und die Insulinresistenz verschlimmern.

Die zentralen Thesen:

- Lesen Sie die Etiketten: Achten Sie genau auf Lebensmitteletiketten und Zutatenlisten. Vermeiden Sie Lebensmittel, die zugesetzten Zucker, verarbeitete Kohlenhydrate und schädliche Fette enthalten.
- Zu Hause kochen: Wenn Sie Ihre Mahlzeiten zu Hause zubereiten, haben Sie mehr Kontrolle über die Zutaten und können versteckten Zucker und schlechte Zusatzstoffe vermeiden.
- Mäßigung ist der Schlüssel: Während bestimmte Mahlzeiten eingeschränkt oder vermieden werden sollten, denken Sie daran, dass gelegentliche Genüsse in Ordnung sind. Die Idee besteht darin, einem ausgewogenen und nachhaltigen Ernährungsmuster zu folgen, das Ihre Gesundheitsziele in den Vordergrund stellt.

Diese Informationen sind kein Ersatz für eine fachkundige medizinische Beratung. Sprechen Sie immer mit Ihrem Arzt, bevor Sie größere Ernährungsumstellungen vornehmen.

<u>Mandel-Leinsamen-Porridge</u>

Serviert: 1

Vorbereitungszeit: 5 Minuten.

5 Minuten kochen lassen.

Zutaten:

- 2 Esslöffel ganze Mandeln.
- 1,5 Esslöffel Leinsamen.
- 250 ml ungesüßte Mandelmilch.
- 1/2 Teelöffel gemahlener Zimt.
- 20 g Blaubeeren.
- 20 Gramm Himbeeren.

Anweisungen:

- Mandeln und Leinsamen mit einer Gewürzmühle oder einem Mixer fein mahlen.
- Geben Sie die gemahlene Mischung in eine kleine Pfanne und fügen Sie die Mandelmilch hinzu.
- Kochen Sie die Mischung bei mittlerer bis niedriger Hitze 5 Minuten lang unter häufigem Rühren, bis sie eindickt.
- Den Zimt dazugeben und noch eine Minute erhitzen.
- Vom Herd nehmen und die zerdrückten Beeren vorsichtig unterheben.
- Warm servieren, bei Bedarf mit zusätzlicher Milch für eine dünnere Konsistenz.

Nährwertangaben : 300 Kalorien, 18 g Kohlenhydrate, 10 g Protein, 22 g Fett, 9 g Ballaststoffe.

Spinat-Feta-Ei-Muffins

• **Portionsgröße: 12 Muffins**

Vorbereitungszeit: 10 Minuten.

Kochzeit: 20 Minuten.

Zutaten:

- 12 Eier
- 2 Tassen Spinat, grob gehackt.
- 100 g zerbröselter Feta-Käse.
- ¼ Teelöffel Meersalz.
- ⅛ Teelöffel schwarzer Pfeffer.
- Mit Butter oder Olivenöl einfetten.

Anweisungen:

- Heizen Sie den Ofen auf 175 °C (350 °F) vor und bestreichen Sie dann ein 12-Tassen-Muffinblech mit Butter oder Olivenöl.
- In einer großen Schüssel die Eier verquirlen und mit Salz und Pfeffer würzen.
- Den gehackten Spinat unter die Eimischung rühren, bis alles gut vermischt ist.
- Verteilen Sie die Ei-Spinat-Mischung gleichmäßig auf die Muffinformen und füllen Sie diese jeweils zur Hälfte.
- Streuen Sie zerbröckelten Feta-Käse darüber.

- Im vorgeheizten Ofen 20 Minuten backen oder bis die Muffins fest sind und oben leicht gebräunt sind.
- Vor dem Servieren etwas abkühlen lassen.

Nährwertangaben : 100 Kalorien, 2 g Kohlenhydrate, 7 g Protein, 7 g Fett und 0,5 g Ballaststoffe.

Chiaberry -Joghurt Perfekt

Serviert: 1

Vorbereitungszeit: 10 Minuten.

Zutaten:

- 3/4 Tasse griechischer Naturjoghurt.
- Ein Esslöffel Chiasamen.
- 1 Teelöffel Honig.
- Verwenden Sie ½ Teelöffel Vanilleextrakt.
- 3/4 Tasse gemischte Beeren, frisch oder gefroren.

Anweisungen:

- In einer kleinen Schüssel griechischen Joghurt, Chiasamen, Honig und Vanilleessenz vermischen. Rühren, bis alles gründlich vermischt ist.
- Bedecken Sie den Boden eines Servierglases oder einer Schüssel mit frischen oder gefrorenen Beeren.
- Für die Joghurtmischung auf die Beeren geben.
- Über Nacht oder mindestens 10 Minuten in den Kühlschrank stellen, damit sich die Chiasamen verteilen können.
- Gekühlt servieren, optional mit zusätzlichen Beeren obendrauf.

Nährwertangaben : 200 Kalorien, 18 g Kohlenhydrate, 21 g Protein, 6 g Fett und 5 g Ballaststoffe.

Hüttenkäse mit Ananasschale

Serviert: 1

Vorbereitungszeit: 5 Minuten.

Zutaten:

- 1/2 Tasse fettarmer Hüttenkäse.
- ⅓ Tasse Ananasstücke

Anweisungen :

- Den Hüttenkäse in einer Servierschüssel vermischen.
- Mit Ananasstücken belegen.
- Rühren, bis alles gut vermischt ist, und sofort servieren.

Nährwertangaben : 150 Kalorien, 15 g Kohlenhydrate, 14 g Protein, 2 g Fett, 1 g Ballaststoffe.

Avocado-Ei-Toast auf gekeimtem Getreidebrot.

Serviert: 1

Vorbereitungszeit: 5 Minuten.

5 Minuten kochen lassen.

Zutaten:

- Eine Scheibe gekeimtes Getreidebrot.
- Eine halbe reife Avocado.
- 1 Ei
- Mit Salz und Pfeffer abschmecken.

Anweisungen:

- Toasten Sie das gekeimte Körnerbrot nach Belieben.
- Während das Brot röstet, kochen Sie das Ei Ihrer Wahl (gebraten, pochiert oder Rührei).
- Die Avocado in einer Schüssel zerdrücken und auf dem Toast verteilen.
- Mit einem gekochten Ei belegen.
- Mit Salz und Pfeffer abschmecken und sofort servieren.

Nährwertangaben : 250 Kalorien, 20 g Kohlenhydrate, 12 g Protein, 15 g Fett, 7 g Ballaststoffe.

Griechischer Joghurt mit Walnüssen und Honig.

Serviert: 1

Vorbereitungszeit: 5 Minuten.

Zutaten:

- 3/4 Tasse griechischer Naturjoghurt.
- Ein Esslöffel gehackte Walnüsse
- 1 Teelöffel Honig.

Anweisungen:

- Den griechischen Joghurt in eine Schüssel geben.
- Die gehackten Walnüsse über den Joghurt streuen.
- Den Joghurt und die Walnüsse mit Honig beträufeln.
- Sofort servieren und genießen!

Nährwertangaben : Kalorien: 190; Kohlenhydrate: 18g; Protein: 18g; Fett: 8g; Ballaststoffe: 1g.

<u>Haferkleie-Pfannkuchen und frische Beeren</u>

Portionen: zwei.

Vorbereitungszeit: 10 Minuten.

Pro Pfannkuchen 5 Minuten backen.

Zutaten:

- 1/2 Tasse Haferkleie.
- 2 Eier
- 1/2 Tasse Mandelmilch.
- Ein Esslöffel gemahlener Leinsamen.
- 1/2 Tasse frische Beeren Ihrer Wahl.
- 1 Teelöffel Olivenöl (zum Kochen)

Anweisungen:

- In einer Rührschüssel Haferkleie, Eier, Mandelmilch und gemahlene Leinsamen vermischen, bis alles gut vermischt ist.
- Erhitzen Sie eine beschichtete Pfanne bei mittlerer Hitze und geben Sie dann etwas Olivenöl hinzu.
- Eine Kugel Teig in die Pfanne geben und auf jeder Seite 2–3 Minuten backen, bis der Teig goldbraun ist.
- Wiederholen Sie den Vorgang mit der verbleibenden Batterie.
- Die Pfannkuchen mit frischen Beeren garniert servieren.

Nährwertangaben: Kalorien: 255, Kohlenhydrate: 29 g, Protein: 11 g, Fett: 12 g und Ballaststoffe: 7 g.

Quinoa-Frühstücksschüssel mit Nüssen und Äpfeln

Serviert: 1

Vorbereitungszeit: 5 Minuten.

Kochzeit: 15 Minuten.

Zutaten:

- 1/2 Tasse gekochte Quinoa.
- Ein kleiner Apfel, gewürfelt
- Ein Esslöffel gehackte Mandeln
- Ein Esslöffel Kürbiskerne
- ½ Teelöffel Zimt.

Anweisungen:

- Den Quinoa nach Packungsanweisung kochen und abkühlen lassen.
- In einer Servierschüssel gekochtes Quinoa, Apfelwürfel, Mandeln und Kürbiskerne vermischen.
- Zimt darüber streuen und gründlich vermischen.
- Für ein kaltes Frühstück sofort servieren oder über Nacht kalt stellen.

Nährwertangaben : Kalorien: 320, Kohlenhydrate: 45 g, Protein: 8 g, Fett: 12 g, Ballaststoffe: 6 g.

Rührei mit Putenwurst und Gemüse

Serviert: 1

Vorbereitungszeit: 5 Minuten.

Kochzeit: 10 Minuten.

Zutaten:

- Zwei Putenwurststücke, gehackt
- ½ Tasse gehackter Spinat.
- 1/4 Tasse gehackte Paprika
- 2 Eier
- Mit Salz und Pfeffer abschmecken.

Anweisungen:

- Die Putenwurst in einer Pfanne bei mittlerer Hitze braten, bis sie braun ist.
- Spinat und Paprika dazugeben und köcheln lassen, bis sie weich sind.
- Schlagen Sie die Eier in einer Schüssel auf, bevor Sie sie in die Pfanne geben.
- Vorsichtig umrühren, bis die Eier gut gekocht sind.
- Mit Salz und Pfeffer würzen und heiß servieren.

Nährwertangaben : 300 Kalorien, 5 g Kohlenhydrate, 22 g Protein, 20 g Fett und 1 g Ballaststoffe.

Proteinreicher Smoothie mit Spinat und Avocado

Serviert: 1

Vorbereitungszeit: 5 Minuten.

Zutaten:

- Eine Tasse Spinatblatt.
- Eine halbe Avocado.
- 1 Messlöffel Proteinpulver, ungesüßt
- Eine Tasse ungesüßte Mandelmilch.
- 1/2 Banane (optional für Süße).

Anweisungen:

- Spinat, Avocado, Proteinpulver und Mandelmilch in einem Mixer vermischen.
- Auf höchster Stufe mixen, bis eine glatte Masse entsteht. Fügen Sie bei Verwendung die Banane für zusätzliche Süße hinzu.
- Den Smoothie in ein Glas füllen und sofort trinken.

Nährwertangaben: Kalorien: 330, Kohlenhydrate: 14 g, Protein: 25 g, Fett: 20 g und Ballaststoffe: 7 g.

Gegrillter Hähnchen-Caesar-Salat (mit fettarmem Dressing)

Portionen: zwei.

Vorbereitungszeit: 15 Minuten.

Kochzeit: 10 Minuten.

Zutaten:

- Zwei Hähnchenbrustfilets ohne Knochen und ohne Haut.
- 4 Tassen gehackter Römersalat.
- 1/4 Tasse geriebener Parmesankäse.
- 1/2 Tasse Vollkorn-Croutons.
- Für die Salatsoße:
- Zwei Esslöffel fettarmer griechischer Joghurt.
- Ein Esslöffel Zitronensaft.
- Ein Teelöffel Dijon-Senf
- Eine kleine Knoblauchzehe, gehackt
- Mit Salz und Pfeffer abschmecken.

Anweisungen:

- Die Hähnchenbrüste grillen, bis sie durchgegart sind, dann zum Abkühlen beiseite stellen.
- In einer großen Rührschüssel Römersalat, Parmesankäse und Croutons vermischen.
- Das gegrillte Hähnchen in Scheiben schneiden und unter den Salat mischen.
- In einer kleinen Schüssel die Zutaten für das Dressing vermischen und über den Salat träufeln.
- Alles vermischen und dann servieren.

Nährwertangaben : Kalorien: 250, Kohlenhydrate: 14 g, Protein: 30 g, Fett: 8 g, Ballaststoffe: 4 g.

Linsen- und Gemüsesuppe

Portionen: Ofen.

Vorbereitungszeit: 10 Minuten.

30 Minuten kochen lassen.

Zutaten:

- 1 Tasse gewaschene rote Linsen.
- Eine kleine Zwiebel, gehackt
- Zwei Karotten, gehackt
- Zwei Selleriestangen, gewürfelt
- Vier Tassen natriumarme Gemüsebrühe
- 1 Teelöffel Olivenöl.
- Mit Salz und Pfeffer abschmecken.

Anweisungen:

- Das Olivenöl in einem großen Topf bei mittlerer Hitze erhitzen.
- Zwiebeln, Karotten und Sellerie anbraten, bis sie weich sind.
- Linsen und Gemüsebrühe hinzufügen; zum Kochen bringen, dann auf köcheln lassen.
- Etwa 30 Minuten kochen lassen, oder bis die Linsen gar sind.
- Mit Salz und Pfeffer würzen und heiß servieren.

Nährwertangaben : Kalorien: 180, Kohlenhydrate: 30 g, Protein: 12 g, Fett: 2 g, Ballaststoffe: 15 g.

<u>Gefüllte Paprika mit Truthahn und Quinoa</u>

Portionen: Ofen.

Vorbereitungszeit: 20 Minuten.

Kochzeit: 25 Minuten.

Zutaten:

- Vier Paprika, halbiert und entkernt
- Eine Tasse gekochte Quinoa.
- Ein Pfund gemahlener Truthahn
- 1/2 Tasse gewürfelte Tomaten.
- 1/4 Tasse gewürfelte Zwiebeln
- 1/4 Tasse geriebener, fettarmer Käse
- 1 Teelöffel Olivenöl.
- Mit Salz und Pfeffer abschmecken.

Anweisungen :

- Heizen Sie Ihren Backofen auf 375 °F (190 °C) vor.
- Erhitzen Sie das Olivenöl in einer Pfanne und braten Sie dann den Truthahn und die Zwiebeln an, bis sie braun sind.
- Den gekochten Quinoa und die gewürfelten Tomaten untermischen.
- Die Mischung in die Paprikahälften geben und mit Käse bestreuen.
- 25 Minuten backen, bis die Paprika weich und der Käse geschmolzen ist.

Nährwertangaben : Kalorien: 290, Kohlenhydrate: 17 g, Protein: 27 g, Fett: 13 g und Ballaststoffe: 3 g.

Mediterraner Kichererbsensalat

Portionen: Ofen.

Vorbereitungszeit: 15 Minuten.

Zutaten:

- Zwei Tassen gekochte Kichererbsen.
- Eine Tasse gewürfelte Gurken
- Eine Tasse halbierte Kirschtomaten
- 1/2 Tasse gehackte rote Zwiebel.
- 1/4 Tasse gehackte frische Petersilie.
- 2 Esslöffel Olivenöl.
- Ein Esslöffel Zitronensaft.
- Mit Salz und Pfeffer abschmecken.

Anweisungen :

- In einer großen Rührschüssel Kichererbsen, Gurken, Kirschtomaten und rote Zwiebeln vermischen.
- Gehackte Petersilie, Olivenöl und Zitronensaft vermischen.
- Alles vermischen, bis es vollständig vermischt ist.
- Mit Salz und Pfeffer würzen und gekühlt servieren.

Nährwertangaben : Kalorien: 250, Kohlenhydrate: 30 g, Protein: 10 g, Fett: 10 g, Ballaststoffe: 9 g.

<u>Thunfischsalat mit gemischtem Grün</u>

Portionen: zwei.

Vorbereitungszeit: 10 Minuten.

Zutaten:

- Eine Dose abgetropfter Thunfisch
- Vier Tassen gemischtes Gemüse
- 1/4 Tasse geschnittene rote Zwiebel.
- 1/2 Tasse Kirschtomaten, halbiert
- 1/4 Tasse geschnittene Gurke.
- Zwei Esslöffel fettarmer griechischer Joghurt.
- Ein Esslöffel Zitronensaft.
- Ein Teelöffel Dijon-Senf
- Mit Salz und Pfeffer abschmecken.

Anweisungen:

- In einer großen Schüssel Thunfisch, rote Zwiebeln, Kirschtomaten und Gurke vermischen.
- In einer separaten kleinen Schüssel griechischen Joghurt, Zitronensaft, Dijon-Senf, Salz und Pfeffer vermischen und das Dressing zubereiten.
- Gießen Sie das Dressing über die Thunfischmischung und vermengen Sie es gut.
- Den Thunfischsalat auf einem Bett aus gemischtem Gemüse servieren.

Nährwertangaben : Kalorien: 180, Kohlenhydrate: 9 g, Protein: 25 g, Fett: 4 g, Ballaststoffe: 3 g

<u>Gemüsepfanne mit Tofu</u>

Portionen: zwei.

Vorbereitungszeit: 10 Minuten.

Kochzeit: 15 Minuten.

Zutaten:

- Ein Block fester Tofu, gepresst und gewürfelt
- 2 Tassen gemischtes Gemüse (Karotten, Brokkoli und Paprika)
- Ein Esslöffel Olivenöl.
- Zwei Esslöffel natriumarme Sojasauce.
- 1 Teelöffel geriebener Ingwer.
- Eine Knoblauchzehe, gehackt
- Mit Salz und Pfeffer abschmecken.

Anweisungen:

- Das Olivenöl in einer großen Pfanne bei mittlerer Hitze erhitzen.
- Die Tofuwürfel etwa 5 Minuten lang von allen Seiten goldbraun braten.
- Das gemischte Gemüse, die Sojasauce, den Ingwer und den Knoblauch in die Pfanne geben.
- Weitere 7–10 Minuten unter Rühren braten, bis das Gemüse weich, aber knusprig ist.
- Mit Salz und Pfeffer würzen und heiß servieren.

Nährwertangaben: Kalorien: 250, Kohlenhydrate: 18 g, Protein: 19 g, Fett: 12 g, Ballaststoffe: 4 g.

<u>**Salat mit gerösteten Rüben und Ziegenkäse.**</u>

Portionen: zwei.

Vorbereitungszeit: 15 Minuten.

30 Minuten kochen lassen.

Zutaten:

- Vier mittelgroße Rüben, geschält und gehackt
- Ein Esslöffel Olivenöl.
- Zwei Tassen gemischter Salat.
- 1/4 Tasse zerbröselter Ziegenkäse.
- 2 Esslöffel gehackte Walnüsse.
- Ein Esslöffel Balsamico-Essig.
- Mit Salz und Pfeffer abschmecken.

Anweisungen:

- Heizen Sie Ihren Backofen auf 400 °F (200 °C) vor.
- Die Rüben mit Olivenöl, Salz und Pfeffer vermengen und auf ein Backblech legen.
- 30 Minuten rösten, dabei halb umrühren, bis es weich und karamellisiert ist.
- Lassen Sie die Rüben etwas abkühlen, bevor Sie den Salat mit Gemüse, gerösteten Rüben, Ziegenkäse und Walnüssen zusammenstellen.
- Vor dem Servieren mit Balsamico-Essig beträufeln.

Nährwertangaben : Kalorien: 220, Kohlenhydrate: 15 g, Protein: 8 g, Fett: 15 g, Ballaststoffe: 4 g.

Hühnchen-Avocado-Wrap (mit Vollkorn-Tortilla)

Portionen: zwei.

Vorbereitungszeit: 10 Minuten.

Zutaten:

- Zwei Vollkorn-Tortillas.
- Eine gekochte Hähnchenbrust, in Scheiben geschnitten
- Eine reife Avocado, in Scheiben geschnitten
- Eine Tasse gemischtes Salatblatt.
- 1/4 Tasse gewürfelte Tomaten.
- Ein Esslöffel fettarmer griechischer Joghurt.
- Mit Salz und Pfeffer abschmecken.

Anweisungen:

- Ordnen Sie die Tortillas auf einer ebenen Fläche an.
- Verteilen Sie griechischen Joghurt in der Mitte jeder Tortilla.
- Salat, Hähnchenscheiben, Avocado und Tomaten hinzufügen.
- Mit Salz und Pfeffer würzen.
- Die Tortillas fest aufrollen, dann halbieren und servieren.

Nährwertangaben : 350 Kalorien, 30 g Kohlenhydrate, 25 g Protein, 15 g Fett und 6 g Ballaststoffe.

<u>Schüssel mit Garnelen und braunem Reis.</u>

Portionen: zwei.

Vorbereitungszeit: 10 Minuten.

Kochzeit: 20 Minuten.

Zutaten:

- Eine Tasse gekochter brauner Reis.
- 1/2 Pfund Garnelen, geschält und entdarmt
- 1 Tasse Brokkoliröschen.
- 1/2 Tasse gehackte Paprika.
- Ein Esslöffel Olivenöl.
- Ein Esslöffel natriumarme Sojasauce.
- Ein Teelöffel Sesamsamen
- Mit Salz und Pfeffer abschmecken.

Anweisungen:

- Das Olivenöl in einer Pfanne bei mittlerer Hitze erhitzen.
- Kochen Sie die Garnelen etwa 3 Minuten pro Seite, bis sie rosa sind.
- Brokkoli und Paprika dazugeben und weitere 5 Minuten kochen lassen.
- Den gekochten braunen Reis und die Sojasauce hinzufügen und weitere 2 Minuten köcheln lassen.
- Mit Sesamkörnern, Salz und Pfeffer garniert und servieren.

Nährwertangaben : Kalorien: 330, Kohlenhydrate: 40 g, Protein: 25 g, Fett: 8 g, Ballaststoffe: 4 g.

Brokkoli und Feta-Frittata

Portionen: Ofen.

Vorbereitungszeit: 5 Minuten.

Kochzeit: 20 Minuten.

Zutaten:

- 6 Eier
- Eine viertel Tasse Milch
- 2 Tassen gehackter Brokkoli.
- 1/2 Tasse zerbröselter Feta-Käse.
- Ein Esslöffel Olivenöl.
- Mit Salz und Pfeffer abschmecken.

Anweisungen:

- Heizen Sie Ihren Backofen auf 375 °F (190 °C) vor.
- In einer Schüssel Eier, Milch, Salz und Pfeffer vermischen.
- Das Olivenöl in einer ofenfesten Pfanne bei mittlerer Hitze erhitzen.
- Den Brokkoli 3-4 Minuten kochen, bis er leuchtend grün ist.
- Die Eiermischung über den Brokkoli träufeln und mit Feta-Käse belegen.
- Stellen Sie die Pfanne in den Ofen und backen Sie sie 15 bis 20 Minuten lang, bis die Eier fest sind.

Nährwertangaben : 200 Kalorien, 6 g Kohlenhydrate, 14 g Protein, 14 g Fett, 2 g Ballaststoffe.

Gebackener Lachs mit Dill und Zitrone

Portionen: zwei.

Vorbereitungszeit: 5 Minuten.

Kochzeit: 20 Minuten.

Zutaten:

- Zwei Lachsfilets, 6 Unzen pro Stück.
- Frischer Dill, gehackt.
- Eine Zitrone, in dünne Scheiben geschnitten
- Ein Esslöffel Olivenöl.
- Mit Salz und Pfeffer abschmecken.

Anweisungen:

- Den Ofen auf 175 °C vorheizen.
- Die Lachsfilets auf einer mit Backpapier ausgelegten Backform anrichten.
- Mit Olivenöl beträufeln, dann mit Salz und Pfeffer würzen.
- Auf jedem Filet Zitronenscheiben und Dill anrichten.
- 15–20 Minuten backen oder bis sich der Lachs mit einer Gabel leicht zersplittern lässt.

Nährwertangaben : 280 Kalorien, 0 g Kohlenhydrate, 23 g Protein, 20 g Fett und 0 g Ballaststoffe.

Gegrilltes Schweinefilet und gedünstetes Gemüse

Portionen: Ofen.

Vorbereitungszeit: 10 Minuten.

Kochzeit: 20 Minuten.

Zutaten:

- Ein Schweinefilet (1 Pfund)
- Ein Esslöffel Olivenöl.
- Mit Salz und Pfeffer abschmecken.
- 4 Tassen gemischtes Gemüse (Brokkoli, Karotten, Paprika), gedünstet

Anweisungen:

- Den Grill auf mittlere bis hohe Stufe vorheizen.
- Das Schweinefilet mit Olivenöl, Salz und Pfeffer bestreichen.
- Das Filet auf jeder Seite 7-8 Minuten grillen oder bis die Innentemperatur 63 °C (145 °F) erreicht.
- Lassen Sie das Schweinefleisch 5 Minuten ruhen, bevor Sie es in Scheiben schneiden.
- Als Beilage gekochtes gemischtes Gemüse servieren

Nährwertangaben : Kalorien: 220, Kohlenhydrate: 8 g, Protein: 30 g, Fett: 7 g, Ballaststoffe: 3 g.

<u>**Rindfleisch und Brokkoli unter Rühren anbraten**</u>

Portionen: Ofen.

Vorbereitungszeit: 10 Minuten.

Kochzeit: 15 Minuten.

Zutaten:

- 1 Pfund rundes Rindersteak, in dünne Scheiben geschnitten
- Vier Tassen Brokkoliröschen.
- Ein Esslöffel Olivenöl.
- 1/4 Tasse natriumarme Sojasauce.
- Ein Esslöffel Maisstärke
- Ein Teelöffel Knoblauchpulver.
- 1/4 Teelöffel gemahlener Ingwer.
- 1/2 Teelöffel schwarzer Pfeffer.
- Ein Esslöffel brauner Zuckerersatz

Anweisungen:

- In einer Schüssel Sojasauce, Maisstärke, Knoblauchpulver, Ingwer, Pfeffer und braunen Zuckerersatz vermischen.
- Das Olivenöl in einer Pfanne bei mittlerer bis hoher Hitze erhitzen.
- Das Rindfleisch 5 Minuten lang anbraten.
- Den Brokkoli dazugeben und köcheln lassen, bis er weich ist.
- Die Sojasaucenmischung hinzufügen und köcheln lassen, bis sie eingedickt ist

Nährwertangaben: Kalorien: 250; Kohlenhydrate: 12g; Eiweiß: 36g; Fett: 7g; Ballaststoffe: 3g.

Gefüllte Auberginen mit Putenhackfleisch und Quinoa.

Portionen: Ofen.

Vorbereitungszeit: 15 Minuten.

30 Minuten kochen lassen.

Zutaten:

- Zwei mittelgroße Auberginen, halbiert
- 1/2 Pfund gemahlener Truthahn.
- Eine Tasse gekochte Quinoa.
- 1/4 Tasse gehackte Zwiebeln.
- 1/4 Tasse gehackte Tomaten.
- 1/4 Tasse zerbröckelter fettarmer Feta-Käse.
- Ein Esslöffel Olivenöl.
- Mit Salz und Pfeffer abschmecken.

Anweisungen:

- Heizen Sie Ihren Backofen auf 400 °F (200 °C) vor.
- Das Fleisch aus den Auberginenhälften herauslöffeln, dabei die Schale belassen.
- Olivenöl in einer Pfanne erhitzen, dann das Putenhackfleisch und die Zwiebeln anbraten.
- Gekochte Quinoa, Tomaten und Feta-Käse unterrühren.
- Geben Sie die Mischung in die Auberginenschalen.
- 25–30 Minuten backen, bis die Auberginen weich sind.

Nährwertangaben : Kalorien: 290, Kohlenhydrate: 20 g, Protein: 22 g, Fett: 14 g und Ballaststoffe: 6 g.

Hühnchen-Piccata mit Zucchininudeln

Portionen: zwei.

Vorbereitungszeit: 10 Minuten.

Kochzeit: 15 Minuten.

Zutaten:

- 2 Hähnchenbrüste, dünn zerstoßen
- 2 Esslöffel Mandelmehl.
- 2 Esslöffel Olivenöl.
- 1/4 Tasse natriumarme Hühnerbrühe
- Zwei Esslöffel frischer Zitronensaft
- Ein Esslöffel Kapern
- Zwei mittelgroße Zucchini, spiralisiert
- Mit Salz und Pfeffer abschmecken.

Anweisungen:

- Das Hähnchen mit Salz und Pfeffer würzen und anschließend mit Mandelmehl bestreichen.
- Erhitzen Sie das Olivenöl in einer Pfanne und braten Sie das Hähnchen dann auf beiden Seiten goldbraun an.
- Das Hähnchen herausnehmen und beiseite stellen.
- In derselben Pfanne Hühnerbrühe, Zitronensaft und Kapern vermischen.
- 5 Minuten köcheln lassen, dann die Zucchininudeln hinzufügen und köcheln lassen, bis sie gar sind.
- Das Huhn wieder in die Pfanne geben und servieren.

Nährwertangaben : 350 Kalorien, 8 g Kohlenhydrate, 28 g Protein, 22 g Fett und 2 g Ballaststoffe.

Gemüse-Linsen-Curry

Portionen: Ofen.

Vorbereitungszeit: 15 Minuten.

40-45 Minuten kochen lassen.

Zutaten:

- 1 Teelöffel Sonnenblumenöl.
- 1 Zwiebel, gehackt
- Ein Teelöffel Senfkörner.
- 2 cm frischer Ingwer, geschält und gerieben
- Ein Teelöffel Chilipulver
- Ein Teelöffel gemahlener Koriander
- Eine Prise Kurkuma.
- 6 Esslöffel frischer Koriander, Blätter und fein gehackte Stiele
- 200 Gramm gehackte Tomaten
- 2 Esslöffel Tomatenpüree.
- 125 g gelbe Linsen (gewaschen und abgetropft)
- 600 ml Gemüsebrühe
- 900g mehlige Kartoffeln (geschält und gewürfelt)
- Frische Korianderblätter zum Servieren

Anweisungen :

- Das Sonnenblumenöl in einem mittelgroßen Topf vorheizen.

- Die Zwiebel 2-3 Minuten kochen.

- Senfkörner, Ingwer, Chilipulver, Koriander, Kurkuma und frische Korianderstiele hinzufügen; 1 Minute kochen lassen.

- Tomaten, Tomatenpüree und Linsen in die Pfanne geben und mit der Brühe aufgießen.

- Zum Kochen bringen, dann die Hitze reduzieren, abdecken und 25 Minuten köcheln lassen, oder bis die Linsen fast weich sind.

- Die Kartoffeln dazugeben und weitere 10-15 Minuten köcheln lassen, bis sie gar sind.

- Korianderblätter hinzufügen und nach Belieben mit Joghurt-Raita servieren.

Nährwertangaben : Kalorien: 282, Kohlenhydrate: 52,9 g, Protein: 8,4 g, Fett: 2,2 g, Ballaststoffe: 8,4 g.

Putenfleischbällchen und Spaghettikürbis

Portionen: Ofen.

Vorbereitungszeit: 15 Minuten.

Kochzeit: 17 Minuten.

Zutaten:

- 4 6-Unzen-Putenfilets.
- 1 großer Spaghettikürbis, halbiert und entkernt.
- 2 Knoblauchzehen, zerdrückt und gewürfelt
- Drei Esslöffel Olivenöl oder zerlassene Butter.
- 2 Teelöffel Zitronensaft.
- Drei Teelöffel frische oder getrocknete Petersilie.
- Ein Teelöffel frischer oder getrockneter Oregano.
- Mit Salz und Pfeffer abschmecken.

Anweisungen:

- Den Spaghettikürbis im Instant Pot 7 Minuten kochen.
- Putenhackfleisch, Knoblauch, Olivenöl, Zitronensaft, Petersilie, Oregano, Salz und Pfeffer vermischen.
- Fleischbällchen formen und auf ein gefettetes Backblech legen.
- 20 Minuten bei 200 Grad Celsius backen, nach der Hälfte der Zeit wenden.
- Servieren Sie die Fleischbällchen mit dem gekochten Spaghettikürbis.

Nährwertangaben : Kalorien: 300; Kohlenhydrate: 15 g; Protein: 25g; Fett: 15g; Ballaststoffe: 3g.

Gebackener Tilapia und geröstetes Wurzelgemüse

Portionen: Ofen.

Vorbereitungszeit: 10 Minuten.

Kochzeit: 20 Minuten.

Zutaten:

- Tilapiafilets im Ofen backen
- 2 Tassen gemischtes Wurzelgemüse (Karotten, Pastinaken, Süßkartoffeln) würfeln.
- Ein Esslöffel Olivenöl.
- Mit Salz und Pfeffer abschmecken.
- Frische Kräuter (Thymian, Rosmarin), gehackt.

Anweisungen:

- Heizen Sie Ihren Backofen auf 400 °F (200 °C) vor.
- Mischen Sie das gewürfelte Gemüse mit Olivenöl, Salz, Pfeffer und Kräutern.
- Das Gemüse auf ein Backblech legen und zehn Minuten rösten.
- Den Tilapia mit Salz und Pfeffer würzen und auf dem Gemüse servieren.
- Weitere 10–12 Minuten backen, oder bis der Fisch durchgegart ist

Nährwertangaben : Kalorien: 200, Kohlenhydrate: 10 g, Protein: 22 g, Fett: 6 g, Ballaststoffe: 3 g

Vegetarisches Chili mit Bohnen und Gerste

Portionen: sechs.

Vorbereitungszeit: 10 Minuten.

Kochzeit: 40 Minuten.

Zutaten:

- Eine Tasse Graupen.
- Zwei Dosen gemischte Bohnen, abgetropft und abgespült
- Eine große Zwiebel, gehackt
- 2 Knoblauchzehen, gehackt
- 1 Paprika, gewürfelt
- Zwei Karotten, gehackt
- 1 Dose gewürfelte Tomaten.
- Vier Tassen Gemüsebrühe.
- Ein Esslöffel Chilipulver
- 1 Teelöffel Kreuzkümmel.
- Mit Salz und Pfeffer abschmecken.

Anweisungen:

- In einem großen Topf die Zwiebel, den Knoblauch und die Paprika kochen, bis sie weich sind.
- Mit Chilipulver, Kreuzkümmel und anderen Gewürzen 2 Minuten kochen lassen.
- Brühe, Gerste, Tomaten und Bohnen zum Kochen bringen.
- Die Hitze reduzieren, abdecken und 20–40 Minuten köcheln lassen, oder bis die Gerste vollständig gekocht ist

Nährwertangaben : Kalorien: 350; Kohlenhydrate: 60g; Protein: 15g; Fett: 3g; Ballaststoffe: 15g.

Knoblauchgarnelen und Quinoa

Portionen: Ofen.

Vorbereitungszeit: 5 Minuten.

Kochzeit: 15 Minuten.

Zutaten:

- 1 Pfund Garnelen, geschält und entdarmt
- Zwei Tassen gekochte Quinoa.
- 4 Knoblauchzehen, gehackt
- 2 Esslöffel Olivenöl.
- Saft von 1 Zitrone
- Mit Salz und Pfeffer abschmecken.
- Frische Petersilie, gehackt.

Anweisungen:

- Das Olivenöl in einer Pfanne bei mittlerer Hitze erhitzen.
- Kochen, bis der Knoblauch aromatisch ist, etwa 1 Minute.

- Kochen Sie die Garnelen etwa 5 Minuten lang, bis sie rosa und undurchsichtig sind.
- Gekochte Quinoa, Zitronensaft, Salz und Pfeffer untermischen.
- Etwa 2 Minuten kochen lassen oder bis es vollständig erhitzt ist.
- Mit frischer Petersilie abschließen und servieren.

Nährwertangaben : Kalorien: 300; Kohlenhydrate: 30 g; Protein: 28g; Fett: 8g; Ballaststoffe: 3g.

Gemüsesticks mit Hummus

Portionen: Ofen.

Vorbereitungszeit: 10 Minuten.

Zutaten:

* 2 große Karotten in Stifte schneiden.
* 2 mittelgroße Gurken in Stifte schneiden.
* 2 Paprika (beliebige Farbe) in Stifte schneiden.
* 1 Selleriestange (in Stifte geschnitten)
* Eine Tasse hausgemachter Hummus.

Anweisungen:

* Machen Sie Gemüsesticks, indem Sie Karotten, Gurken, Paprika und Sellerie in Stiftform schneiden.
* Um den Hummus zuzubereiten, vermischen Sie 1 Dose Kichererbsen, 2 Esslöffel Tahini, 2 Esslöffel Zitronensaft, 1 gehackte Knoblauchzehe, 2 Esslöffel natives Olivenöl extra, eine Prise gemahlenen Kreuzkümmel, Salz und Pfeffer, bis eine glatte Masse entsteht.
* Servieren Sie die Gemüsesticks neben dem Hummus zum Dippen.

Nährwertangaben : 150 Kalorien, 17 g Kohlenhydrate, 6 g Protein, 8 g Fett, 5 g Ballaststoffe.

Griechischer Joghurt mit Gurke und Dill

Portionen: zwei.

Vorbereitungszeit: 5 Minuten.

Zutaten:

- Eine Tasse griechischer Naturjoghurt.
- 1/2 Tasse gehackte Gurke.
- 2 Esslöffel frischer Dill, gehackt
- Ein Teelöffel Zitronensaft.
- Mit Salz und Pfeffer abschmecken.

Anweisungen :

- In einer Schüssel griechischen Joghurt, gehackte Gurke und frischen Dill vermischen.
- Den Zitronensaft hinzufügen und mit Salz und Pfeffer würzen.
- Vor dem Servieren 30 Minuten im Kühlschrank ruhen lassen, damit sich die Aromen verbinden können.

Nährwertangaben : 120 Kalorien, 6 g Kohlenhydrate, 17 g Protein, 3 g Fett und 0,5 g Ballaststoffe.

<u>Hart gekochte Eier.</u>

Portionen: sechs.

Vorbereitungszeit: eine Minute.

Kochzeit: 9-12 Minuten.

Zutaten:

- Sechs große Eier.

Anweisungen :

- Ordnen Sie die Eier in einer einzigen Schicht in einem Topf an und bedecken Sie sie etwa einen Zentimeter mit Wasser.
- Bei mittlerer bis hoher Hitze zum Kochen bringen, dann abdecken, vom Herd nehmen und 9–12 Minuten ruhen lassen.
- Lassen Sie die Eier abtropfen und legen Sie sie zum Abkühlen in eine Schüssel mit Eiswasser.
- Eier schälen und servieren.

Nährwertangaben : Kalorien: 70, Kohlenhydrate: 1 g, Protein: 6 g, Fett: 5 g, Ballaststoffe: 0 g.

Kürbiskerne und getrocknete Cranberries

Portionen: Ofen.

Vorbereitungszeit: 5 Minuten.

Zutaten:

- 1/2 Tasse ungesalzene, geschälte Kürbiskerne, nach Geschmack trocken geröstet
- 1/2 Tasse getrocknete, ungesüßte Cranberries
- Optional: 1 Esslöffel abgeriebene Zitronenschale für zusätzlichen Geschmack.

Anweisungen :

- Wenn Sie die Kürbiskerne lieber trocken rösten möchten, legen Sie sie in eine flache Auflaufform und rösten Sie sie 10 bis 15 Minuten lang bei 350 °F (180 °C) unter regelmäßigem Rühren, bis sie leicht goldbraun sind.
- Lassen Sie die Kürbiskerne vollständig abkühlen.
- In einer Schüssel die abgekühlten Kürbiskerne und getrockneten Preiselbeeren vermischen. Bei Verwendung die zerkleinerte Zitronenschale unterrühren, bis alles gut vermischt ist.
- Bewahren Sie die Mischung bis zu einer Woche in einem luftdichten Behälter bei Raumtemperatur auf.

Nährwertangaben : 150 Kalorien, 15 g Kohlenhydrate, 5 g Protein, 8 g Fett, 2 g Ballaststoffe.

<u>Hüttenkäse mit Tomatenscheiben</u>

Serviert: 1

Vorbereitungszeit: 5 Minuten.

Zutaten:

- 1/2 Tasse fettarmer Hüttenkäse
- Eine mittelgroße Tomate, geschnitten

Anweisungen:

- Den Hüttenkäse in eine Schüssel geben.
- Mit frischen Tomatenscheiben belegen.
- Mit etwas Salz und Pfeffer abschmecken.
- Sofort servieren.

Nährwertangaben : Kalorien: 120, Kohlenhydrate: 10 g, Protein: 15 g, Fett: 2,5 g, Ballaststoffe: 1 g.

Apfelscheiben mit Mandelbutter

Serviert: 1

Vorbereitungszeit: 5 Minuten.

Zutaten:

- Ein mittelgroßer Apfel.
- Ein Esslöffel Mandelbutter.

Anweisungen :

- Den Apfel entkernen und in dünne Scheiben schneiden.
- Jede Apfelscheibe mit Mandelbutter bestreichen.
- Als knusprigen, cremigen Snack genießen.

Nährwertangaben : 190 Kalorien, 24 g Kohlenhydrate, 4 g Protein, 10 g Fett und 5 g Ballaststoffe.

Popcorn aus der Luft (keine Butter)

Portionen: zwei.

Vorbereitungszeit: 2 Minuten.

3 Minuten kochen lassen.

Zutaten

- 1/4 Tasse Popcornkerne.

Anweisungen:

- Einen großen Topf auf mittlere bis hohe Hitze vorheizen.
- Die Popcornkerne dazugeben und mit dem Deckel abdecken.
- Schütteln Sie den Topf vorsichtig, bis die Kerne aufplatzen
- Sobald das Knacken nachgelassen hat, vom Herd nehmen.
- Popcorn pur oder mit einer Prise Salz servieren.

Nährwertangaben : Kalorien: 100, Kohlenhydrate: 19 g, Protein: 3 g, Fett: 1 g, Ballaststoffe: 4 g.

Geröstete Kichererbsen.

Portionen: Ofen.

Vorbereitungszeit: 5 Minuten.

30 Minuten kochen lassen.

Zutaten:

- 1 Dose (15 oz) abgetropfte und abgespülte Kichererbsen
- Ein Esslöffel Olivenöl.
- 1/2 Teelöffel geräuchertes Paprikapulver.
- 1/2 Teelöffel gemahlener Kreuzkümmel.
- Salz nach Geschmack.

Anweisungen:

- Heizen Sie Ihren Backofen auf 400 °F (200 °C) vor.
- Tupfen Sie die Kichererbsen mit einem Papiertuch trocken.
- Kichererbsen, Olivenöl, Paprika, Kreuzkümmel und Salz vermischen.
- Auf einem Backblech verteilen und 30 Minuten rösten, dabei nach der Hälfte der Zeit umrühren.
- Vor dem Servieren abkühlen lassen.

Nährwertangaben : 150 Kalorien, 18 g Kohlenhydrate, 6 g Protein, 6 g Fett, 5 g Ballaststoffe.

Avocado mit Salsa mit Vollkorncrackern

Portionen: zwei.

Vorbereitungszeit: 5 Minuten.

Zutaten:

- Vier Vollkorncracker.
- 1/4 Avocado, püriert
- 2 Esslöffel Salsa.

Anweisungen:

- Verteilen Sie die zerdrückte Avocado gleichmäßig auf den Crackern.
- Belegen Sie jeden Cracker mit einem Teelöffel Salsa.
- Sofort servieren und den cremigen, pikanten Geschmack genießen .

Nährwertangaben : Kalorien: 140, Kohlenhydrate: 15 g, Protein: 3 g, Fett: 8 g, Ballaststoffe: 4 g.

Gebackene Birne mit Zimt und Mandelbutter.

Portionen: Ofen.

Vorbereitungszeit: 5 Minuten.

30 Minuten kochen lassen.

Zutaten:

- Vier reife Birnen, halbiert und entkernt
- 2 Esslöffel Mandelbutter.
- Ein Teelöffel gemahlener Zimt
- 1 Teelöffel Vanilleextrakt.
- 4 Teelöffel Honig (optional).

Anweisungen:

- Den Ofen auf 175 °C vorheizen.
- Die Birnenhälften mit der Schnittfläche nach oben in eine Auflaufform legen.
- Füllen Sie jede Birnenhälfte mit Mandelbutter.
- Zimt und Vanilleextrakt darüber streuen.
- Bei Verwendung 1 Teelöffel Honig über jede Birnenhälfte gießen.
- Backen Sie die Birnen im vorgeheizten Ofen 30 Minuten lang oder bis sie weich sind.

Nährwertangaben : 150 Kalorien, 22 g Kohlenhydrate, 2 g Protein, 7 g Fett, 5 g Ballaststoffe.

Kokosmehl-Brownies

Portionen: 12

Vorbereitungszeit: 10 Minuten.

Kochzeit: 20 Minuten.

Zutaten:

- Eine halbe Tasse Kokosmehl
- 3/4 Tasse ungesüßtes Kakaopulver.
- 1/2 Tasse geschmolzenes Kokosöl.
- 3 Eier
- 1/2 Tasse Mönchsfruchtsüßstoff
- 1 Teelöffel Vanilleextrakt.
- 1/2 Teelöffel Backpulver.
- Eine Prise Salz.
- 1/4 Tasse ungesüßte Mandelmilch.

Anweisungen:

- Heizen Sie den Ofen auf 175 °C (350 °F) vor und bestreichen Sie eine 20 x 20 cm große Backform mit Butter.
- In einer Schüssel Kokosmehl, Kakaopulver, Backpulver und Salz vermischen.
- In einer anderen Rührschüssel die Eier, den Mönchsfruchtsüßstoff, das geschmolzene Kokosöl und die Vanilleessenz vermischen.
- Die nassen und trockenen Zutaten glatt rühren.
- Fügen Sie nach und nach Mandelmilch hinzu, bis der Teig gießbar und dennoch dick ist.
- Den Teig in die vorbereitete Form gießen und die Oberfläche glatt streichen.

- 20 Minuten backen oder bis ein in die Mitte gesteckter Zahnstocher sauber herauskommt.

Nährwertangaben : Kalorien: 120, Kohlenhydrate: 9 g, Protein: 3 g, Fett: 9 g, Ballaststoffe: 4 g.

Mandelmilch-Panna Cotta mit Beerenkompott.

Portionen: Ofen.

Zubereitungszeit: 15 Minuten, plus Abkühlen.

5 Minuten kochen lassen.

Zutaten:

- Zwei Tassen ungesüßte Mandelmilch.
- 2 Teelöffel Agarpulver
- 1/4 Tasse granuliertes Erythrit.
- 1 Teelöffel Vanilleextrakt.
- 1 Tasse gemischte Beeren (Erdbeeren, Himbeeren, Blaubeeren)
- 2 Esslöffel Wasser.
- Ein Esslöffel Zitronensaft.

Anweisungen:

- In einem Topf Mandelmilch und Agar-Agar vermischen und rühren, bis sie sich aufgelöst haben.
- Erythrit und Vanilleessenz einrühren, bis eine gleichmäßige Mischung entsteht.

- Übertragen Sie die Mischung in Formen und kühlen Sie sie mindestens 4 Stunden lang oder bis sie fest ist.
- In einem Topf Beeren, Wasser und Zitronensaft vermischen. Kochen, bis die Beeren weich werden.
- Lassen Sie das Kompott abkühlen und löffeln Sie es dann vor dem Servieren über das Panna Cotta-Set.

Nährwertangaben : Kalorien: 100, Kohlenhydrate: 10 g, Protein: 1 g, Fett: 6 g, Ballaststoffe: 3 g.

Dunkle Schokolade mit Nussclustern

Portionen: 12

Vorbereitungszeit: 10 Minuten.

Zutaten:

- 100 g dunkle Schokolade (mindestens 70 % Kakao) schmelzen
- 1 Tasse gemischte Nüsse (Mandeln, Walnüsse und Pekannüsse), grob gehackt
- Meersalzflocken (optional).

Anweisungen:

- Decken Sie ein Backblech mit Pergamentpapier ab.
- Die geschmolzene dunkle Schokolade und die gehackten Nüsse vermischen, bis alles gut bedeckt ist.
- Kleine Häufchen der Mischung auf das vorbereitete Backblech legen.
- Optional: mit Meersalzflocken bestreuen.
- Für etwa 30 Minuten in den Kühlschrank stellen, damit die Schokolade aushärten kann.

Nährwertangaben : Kalorien: 150, Kohlenhydrate: 9 g, Protein: 3 g, Fett: 12 g, Ballaststoffe: 2 g.

Mit Haferflocken und Nüssen gefüllte Brataäpfel .

Portionen: Ofen.

Vorbereitungszeit: 10 Minuten.

30 Minuten kochen lassen.

Zutaten:

- Vier große, entkernte Äpfel
- 1/2 Tasse Haferflocken.
- 1/4 Tasse gehackte Walnüsse.
- 1/4 Tasse geschnittene Mandeln.
- 2 Esslöffel Honig oder Ahornsirup.
- Ein Teelöffel gemahlener Zimt
- 1/4 Teelöffel gemahlene Muskatnuss.
- Eine halbe Tasse Wasser

Anweisungen:

- Den Ofen auf 175 °C vorheizen.
- In einer Schüssel Hafer, Walnüsse, Mandeln, Honig, Zimt und Muskatnuss vermischen.
- Füllen Sie jeden entkernten Apfel mit der Haferflockenmischung.
- Die gefüllten Äpfel in eine Auflaufform geben und Wasser auf den Boden gießen.
- 30 Minuten backen oder bis die Äpfel weich sind und die Füllung goldbraun wird.
- Warm servieren, optional mit einem Klecks griechischem Joghurt.

Nährwertangaben : 250 Kalorien, 38 g Kohlenhydrate, 4 g Protein, 10 g Fett und 6 g Ballaststoffe.

Kürbisgewürz-Chiasamen-Pudding.

Portionen: zwei.

Vorbereitungszeit: 10 Minuten.

Kühlzeit: vier Stunden.

Zutaten:

- 1/4 Tasse Chiasamen.
- Eine Tasse ungesüßte Mandelmilch.
- 1/4 Tasse Kürbispüree.
- 1/2 Teelöffel Kürbiskuchengewürz.
- 1 EL zuckerfreier Ahornsirup oder Ihr bevorzugtes Süßungsmittel.
- 1/2 Teelöffel Vanilleextrakt.

Anweisungen:

- In einer Rührschüssel alle Zutaten vermischen und gründlich verrühren.
- Abdecken und mindestens 4 Stunden oder über Nacht kalt stellen, bis die Mischung eine puddingartige Konsistenz hat.
- Vor dem Servieren gründlich umrühren und bei Bedarf noch mehr Mandelmilch hinzufügen, um die passende Konsistenz zu erreichen.

Nährwertangaben : 150 Kalorien, 15 g Kohlenhydrate, 5 g Protein, 8 g Fett und 10 g Ballaststoffe.

<u>Himbeersorbet</u>

Portionen: Ofen.

Vorbereitungszeit: 10 Minuten.

Gefrierzeit: zwei Stunden.

Zutaten:

- Drei Tassen gefrorene Himbeeren.
- Eine viertel Tasse Wasser
- 2 Esslöffel zuckerfreies Süßungsmittel oder Honig.
- Ein Esslöffel Zitronensaft.

Anweisungen:

• Himbeeren, Wasser, Süßstoff und Zitronensaft glatt rühren.

• Geben Sie die Mischung in einen gefrierfesten Behälter und lassen Sie sie etwa zwei Stunden lang einfrieren, bis sie hart ist.

• Lassen Sie das Sorbet vor dem Servieren einige Minuten bei Zimmertemperatur weich werden, um das Auslöffeln zu erleichtern.

Nährwertangaben: Kalorien: 70, Kohlenhydrate: 17 g, Protein: 1 g, Fett: 0,5 g, Ballaststoffe: 8 g.

Erdnussbutterbällchen ohne Backen

Portionsgröße: 12 Kugeln.

Vorbereitungszeit: 15 Minuten.

Kühlzeit: 30 Minuten.

Zutaten:

- Eine Tasse Haferflocken.
- 1/2 Tasse natürliche Erdnussbutter.
- 1/4 Tasse zuckerfreier Süßstoff oder Honig
- 1/4 Tasse Leinsamenmehl.
- 1/2 Teelöffel Vanilleextrakt.

Anweisungen:

- In einer Rührschüssel alle Zutaten gründlich vermischen.
- Aus der Masse zwölf Kugeln formen.
- Auf ein Tablett geben und vor dem Servieren mindestens 30 Minuten im Kühlschrank lagern.

Nährwertangaben : Kalorien: 120, Kohlenhydrate: 10 g, Protein: 4 g, Fett: 7 g, Ballaststoffe: 2 g.

<u>Schokoladen-Avocado-Mousse.</u>

Portionen: zwei.

Vorbereitungszeit: 10 Minuten.

Kühlzeit: 30 Minuten.

Zutaten:

- Eine reife Avocado.
- 1/4 Tasse ungesüßtes Kakaopulver.
- 1/4 Tasse zuckerfreier Süßstoff oder Honig
- 1/4 Tasse ungesüßte Mandelmilch.
- 1/2 Teelöffel Vanilleextrakt.

Anweisungen :

- Avocado, Kakaopulver, Süßungsmittel, Mandelmilch und Vanilleextrakt glatt rühren.
- Verteilen Sie die Mousse auf Schüsseln und stellen Sie sie vor dem Servieren mindestens 30 Minuten lang in den Kühlschrank.

Nährwertangaben: Kalorien: 220, Kohlenhydrate: 12 g, Protein: 3 g, Fett: 19 g, Ballaststoffe: 7 g.

Gegrillte Pfirsiche mit griechischem Joghurt

Portionen: Ofen.

Vorbereitungszeit: 5 Minuten.

Kochzeit: 10 Minuten.

Zutaten:

- Vier reife Pfirsiche, halbiert und entkernt
- Eine Tasse griechischer Naturjoghurt.
- Zu den optionalen Toppings gehören Honig, Zimt und Nüsse.

Anweisungen:

- Den Grill auf mittlere Stufe vorheizen.
- Grillen Sie die Pfirsiche mit der Schnittfläche nach unten etwa 5 Minuten lang oder bis Grillspuren entstehen.
- Wenden und weitere 5 Minuten grillen, bis es weich ist.
- Belegen Sie jede Pfirsichhälfte mit einem Klecks griechischem Joghurt und den gewünschten Beilagen.

Nährwertangaben : Kalorien: 120, Kohlenhydrate: 15 g, Protein: 6 g, Fett: 4 g, Ballaststoffe: 2 g.

28-Tage-Speiseplan

Woche 1:

Tag 1:

- Frühstück: Mandel-Leinsamen-Porridge.
- Mittagessen: Gegrillter Hähnchen-Caesar-Salat mit fettarmem Dressing.
- Zum Abendessen gibt es gebackenen Lachs mit Dill und Zitrone.
- Snack: Gemüsesticks mit Hummus.
- Dessert: Gebackene Birnen mit Zimt und Mandelbutter.

Tag 2:

- Frühstück: Spinat-Feta-Ei-Muffins.
- Mittagessen: Linsen- und Gemüsesuppe.
- Abendessen: Gegrilltes Schweinefilet mit gedünstetem Gemüse.
- Snack: Griechischer Joghurt mit Gurken und Dill.
- Nachtisch: Kokosmehl-Brownies.

Tag 3:

- Frühstück - Chia-Beeren-Joghurt Perfekt
- Mittagessen: Mit Truthahn und Quinoa gefüllte Paprika.
- Abendessen: Gebratenes Rindfleisch und Brokkoli
- Snack: Hartgekochte Eier.
- Dessert: Mandelmilch-Panna Cotta mit Beerenkompott.

Tag 4:

- Frühstück: Schüssel mit Hüttenkäse und Ananas

- Mittagessen: Mediterraner Kichererbsensalat.

- Abendessen: Gefüllte Auberginen mit Putenhackfleisch und Quinoa.

- Snack: Kürbiskerne und getrocknete Preiselbeeren.

- Nachtisch: Dunkle Schokolade mit Nussclustern

Tag 5:

- Frühstück: Avocado-Ei-Toast auf gekeimtem Getreidebrot.

- Mittagessen: Gemüsepfanne mit Tofu.

- Abendessen: Hühnchen-Piccata und Zucchini-Nudeln

- Snack: Hüttenkäse und Tomatenscheiben.

- Nachtisch: Kürbisgewürz-Chiasamen-Pudding.

Tag 6:

- Frühstück: Griechischer Joghurt mit Walnüssen und Honig.

- Mittagessen: Salat mit gerösteten Rüben und Ziegenkäse.

- Abendessen: Putenfleischbällchen mit Spaghettikürbis.

- Snack: Apfelscheiben mit Mandelbutter.

- Dessert: Himbeersorbet.

Tag 7:

- Frühstück: Haferkleie-Pfannkuchen mit frischen Beeren

- Mittagessen: Hühnchen-Avocado-Wrap (auf Vollkorn-Tortilla)

- Zum Abendessen gibt es gebackenen Tilapia mit geröstetem Wurzelgemüse.

- Snack: Popcorn aus der Luft ohne Butter.

- Nachtisch: Erdnussbutterbällchen ohne Backen.

Woche 2:

Tag 8:

- Frühstück: Quinoa-Bowl mit Nüssen und Äpfeln.
- Mittagessen: Schüssel mit Garnelen und braunem Reis.
- Abendessen: Gemüse-Linsen-Curry.
- Snack: geröstete Kichererbsen.
- Als Nachtisch gibt es Schokoladen-Avocado-Mousse.

Tag 9:

- Frühstück: Rührei mit Putenwurst und Gemüse.
- Mittagessen: Brokkoli und Feta-Frittata.
- Abendessen: Knoblauchgarnelen mit Quinoa.
- Snack: Avocado mit Salsa auf Vollkorncrackern
- Nachtisch: Gegrillte Pfirsiche mit griechischem Joghurt.

Tag 10:

- Frühstück: Mandel-Leinsamen-Porridge.
- Mittagessen: Gegrillter Hähnchen-Caesar-Salat mit fettarmem Dressing.
- Zum Abendessen gibt es gebackenen Lachs mit Dill und Zitrone.
- Snack: Gemüsesticks mit Hummus.
- Dessert: Gebackene Birnen mit Zimt und Mandelbutter.

Tag 11 :

- Frühstück: Spinat-Feta-Ei-Muffins.
- Mittagessen: Linsen- und Gemüsesuppe.
- Abendessen: Gegrilltes Schweinefilet mit gedünstetem Gemüse.
- Snack: Griechischer Joghurt mit Gurken und Dill.
- Nachtisch: Kokosmehl-Brownies.

Tag 12:

- Frühstück - Chia-Beeren-Joghurt Perfekt
- Mittagessen: Mit Truthahn und Quinoa gefüllte Paprika.
- Abendessen: Gebratenes Rindfleisch und Brokkoli
- Snack: Hartgekochte Eier.
- Dessert: Mandelmilch-Panna Cotta mit Beerenkompott.

Tag 13:

- Frühstück: Schüssel mit Hüttenkäse und Ananas
- Mittagessen: Mediterraner Kichererbsensalat.
- Abendessen: Gefüllte Auberginen mit Putenhackfleisch und Quinoa.
- Snack: Kürbiskerne und getrocknete Preiselbeeren.
- Nachtisch: Dunkle Schokolade mit Nussclustern

Tag 14:

- Frühstück: Avocado-Ei-Toast auf gekeimtem Getreidebrot.
- Mittagessen: Gemüsepfanne mit Tofu.
- Abendessen: Hühnchen-Piccata und Zucchini-Nudeln
- Snack: Hüttenkäse und Tomatenscheiben.
- Nachtisch: Kürbisgewürz-Chiasamen-Pudding.

Woche 3:

Tag 15:

- Frühstück: Griechischer Joghurt mit Walnüssen und Honig.
- Mittagessen: Salat mit gerösteten Rüben und Ziegenkäse.
- Abendessen: Putenfleischbällchen mit Spaghettikürbis.
- Snack: Apfelscheiben mit Mandelbutter.
- Dessert: Himbeersorbet.

Tag 16:

- Frühstück: Haferkleie-Pfannkuchen mit frischen Beeren

- Mittagessen: Hühnchen-Avocado-Wrap (auf Vollkorn-Tortilla)

- Zum Abendessen gibt es gebackenen Tilapia mit geröstetem Wurzelgemüse.

- Snack: Popcorn aus der Luft ohne Butter.

- Nachtisch: Erdnussbutterbällchen ohne Backen.

Tag 17:

- Frühstück: Quinoa-Bowl mit Nüssen und Äpfeln.
- Mittagessen: Schüssel mit Garnelen und braunem Reis.
- Abendessen: Gemüse-Linsen-Curry.
- Snack: geröstete Kichererbsen.
- Als Nachtisch gibt es Schokoladen-Avocado-Mousse.

Tag 18 :

- Frühstück: Rührei mit Putenwurst und Gemüse.
- Mittagessen: Brokkoli und Feta-Frittata.
- Abendessen: Knoblauchgarnelen mit Quinoa.
- Snack: Avocado mit Salsa auf Vollkorncrackern
- Nachtisch: Gegrillte Pfirsiche mit griechischem Joghurt.

Tag 19:

- Frühstück: Mandel-Leinsamen-Porridge.
- Mittagessen: Gegrillter Hähnchen-Caesar-Salat mit fettarmem Dressing.
- Zum Abendessen gibt es gebackenen Lachs mit Dill und Zitrone.
- Snack: Gemüsesticks mit Hummus.
- Dessert: Gebackene Birnen mit Zimt und Mandelbutter.

Tag 20:

- Frühstück: Spinat-Feta-Ei-Muffins.
- Mittagessen: Linsen- und Gemüsesuppe.
- Abendessen: Gegrilltes Schweinefilet mit gedünstetem Gemüse.
- Snack: Griechischer Joghurt mit Gurken und Dill.
- Nachtisch: Kokosmehl-Brownies.

Tag 21:

- Frühstück - Chia-Beeren-Joghurt Perfekt
- Mittagessen: Mit Truthahn und Quinoa gefüllte Paprika.
- Abendessen: Gebratenes Rindfleisch und Brokkoli
- Snack: Hartgekochte Eier.
- Dessert: Mandelmilch-Panna Cotta mit Beerenkompott.

Woche 4:

Tag 22:

- Frühstück: Schüssel mit Hüttenkäse und Ananas
- Mittagessen: Mediterraner Kichererbsensalat.
- Abendessen: Gefüllte Auberginen mit Putenhackfleisch und Quinoa.
- Snack: Kürbiskerne und getrocknete Preiselbeeren.
- Nachtisch: Dunkle Schokolade mit Nussclustern

Tag 23:

- Frühstück: Avocado-Ei-Toast auf gekeimtem Getreidebrot.
- Mittagessen: Gemüsepfanne mit Tofu.
- Abendessen: Hühnchen-Piccata und Zucchini-Nudeln
- Snack: Hüttenkäse und Tomatenscheiben.
- Nachtisch: Kürbisgewürz-Chiasamen-Pudding.

Tag 24 :

- Frühstück: Griechischer Joghurt mit Walnüssen und Honig.
- Mittagessen: Salat mit gerösteten Rüben und Ziegenkäse.
- Abendessen: Putenfleischbällchen mit Spaghettikürbis.
- Snack: Apfelscheiben mit Mandelbutter.
- Dessert: Himbeersorbet.

Tag 25 :

- Frühstück: Haferkleie-Pfannkuchen mit frischen Beeren
- Mittagessen: Hühnchen-Avocado-Wrap (auf Vollkorn-Tortilla)
- Zum Abendessen gibt es gebackenen Tilapia mit geröstetem Wurzelgemüse.
- Snack: Popcorn aus der Luft ohne Butter.
- Nachtisch: Erdnussbutterbällchen ohne Backen.

Tag 26:

- Frühstück: Quinoa-Bowl mit Nüssen und Äpfeln.
- Mittagessen: Schüssel mit Garnelen und braunem Reis.
- Abendessen: Gemüse-Linsen-Curry.
- Snack: geröstete Kichererbsen.
- Als Nachtisch gibt es Schokoladen-Avocado-Mousse.

Tag 27 :

- Frühstück: Rührei mit Putenwurst und Gemüse.
- Mittagessen: Brokkoli und Feta-Frittata.
- Abendessen: Knoblauchgarnelen mit Quinoa.
- Snack: Avocado mit Salsa auf Vollkorncrackern
- Nachtisch: Gegrillte Pfirsiche mit griechischem Joghurt.

Tag 28:

- Frühstück: Mandel-Leinsamen-Porridge.
- Mittagessen: Gegrillter Hähnchen-Caesar-Salat mit fettarmem Dressing.
- Abendessen: gebackener Lachs mit Dill und Zitrone.
- Snack: Gemüsesticks mit Hummus.
- Dessert: Gebackene Birnen mit Zimt und Mandelbutter.

<u>Wöchentliche Einkaufslisten</u>

Produzieren:

- Zu den frischen Gemüsesorten gehören Spinat, Paprika, Gurken, Tomaten, Brokkoli, Karotten, Sellerie, Salat, gemischtes Gemüse, Zwiebeln, Knoblauch, Zucchini, Auberginen, Rüben und Kartoffeln.
- Frisches Obst, darunter Zitronen, Äpfel, Birnen, Pfirsiche, gemischte Beeren (Erdbeeren, Blaubeeren, Himbeeren), Avocados und Bananen

Fleisch und Meeresfrüchte:

- Hühnerbrust.
- Putenwurst
- Putenhackfleisch.
- Schweinefilet
- Rundes Rindersteak
- Lachsfilets
- Garnele.
- Tilapia-Filets.

Milchprodukte und Eier:

- Eier
- Fettarmer Hüttenkäse.
- Griechischer Joghurt
- Feta Käse
- Parmesan Käse.
- Ziegenkäse

Getreide und Brot:

- Haferkleie.
- Quinoa
- Brauner Reis
- Graupen.
- Vollkorn-Tortillas.
- Popcornkerne.

In Dosen und Gläsern:

- Kichererbsen.
- Linsen.
- Gewürfelte Tomaten.
- Thunfisch in Wasser.
- Gemischte Bohnen

Nüsse und Samen:

- Mandeln.
- Walnüsse.
- Kürbiskerne
- Chia-Samen
- Leinsamen.

Gewürze und Gewürze:

- Olivenöl.
- Sojasauce mit niedrigem Natriumgehalt
- Balsamico Essig.
- Senfkörner
- Zimt.

- Vanilleextrakt
- Kürbiskuchen Gewürz.
- Agar-Agar-Pulver.
- Zuckerfreier Süßstoff, Honig
- Salz und Pfeffer.

Backen:

- Kokosnussmehl
- Ungesüßtes Kakaopulver.
- Backpulver
- Mandelmilch
- Dunkle Schokolade (70 Prozent Kakao oder mehr)

Snacks:

- Hummus
- Mandelbutter
- Getrocknete ungesüßte Cranberries.

Verschiedenes :

- Sonnenblumenöl.
- Zitronensaft
- Kapern.
- Sesamsamen

Die Zubereitung und Lagerung von Mahlzeiten sind entscheidende Bestandteile einer ausgewogenen Ernährung, insbesondere bei der Behandlung einer Insulinresistenz. Hier sind einige Möglichkeiten, die Ihnen dabei helfen, Ihre Mahlzeiten effizienter zuzubereiten und aufzubewahren:

Tipps zur Essenszubereitung:

- Planen Sie im Voraus: Erstellen Sie vor Beginn der Woche einen Essensplan basierend auf den Rezepten in Ihrem Kochbuch. Das spart Ihnen Zeit und löst die ganze Woche über Verspannungen.

- Batch-Kochen: Bereiten Sie große Mengen flexibler Speisen wie Quinoa, braunen Reis und mageres Fleisch zu. Diese können die ganze Woche über in verschiedenen Gerichten verwendet werden.

- Gemüse waschen, hacken und im Kühlschrank aufbewahren. So lässt sich ganz einfach ein schneller Salat oder ein Pfannengericht zubereiten.

- Verwenden Sie geeignete Behälter: Kaufen Sie hochwertige, luftdichte Behälter, die zum schnellen Aufwärmen mikrowellengeeignet sind.

- Beschriften Sie Ihre Mahlzeiten: Beschriften Sie Behälter mit Inhalt und Herstellungsdatum. Dadurch bleibt die Frische im Auge und ermöglicht ein einfaches Mitnehmen und Mitnehmen.

- Extras einfrieren: Wenn Sie zu viel machen, bewahren Sie die Extras für eine weitere Woche auf. Die meisten Mahlzeiten können bis zu drei Monate lang eingefroren werden.

Aufbewahrungstipps:

- Richtig kühlen: Bewahren Sie gekochte Mahlzeiten im Kühlschrank auf, wenn Sie sie innerhalb von 3–4 Tagen verzehren möchten.

- Halten Sie Obst und Gemüse frisch: Verwenden Sie Lebensmittelbeutel oder -behälter, die darauf ausgelegt sind, die Frische von Obst und Gemüse zu bewahren.

- Halten Sie rohe und gekochte Lebensmittel getrennt: Rohes Fleisch sollte immer getrennt von gekochten Lebensmitteln aufbewahrt werden, um Kreuzkontaminationen zu vermeiden.

- Vor dem Lagern abkühlen: Um das Bakterienwachstum zu minimieren, kühlen Sie gekochte Lebensmittel vor dem Kühlen auf Raumtemperatur ab.

- Benutzen Sie den Gefrierschrank: Bewahren Sie Lebensmittel in portionierten Behältern auf. Wenn Sie zum Essen bereit sind, lassen Sie es über Nacht im Kühlschrank auftauen.

- Organisieren Sie Ihren Raum: Halten Sie Ihren Kühlschrank und Ihre Speisekammer ordentlich organisiert, sodass Sie alle Ihre Zutaten sehen und erreichen können.

KAPITEL NEUN: LIFESTYLE-TIPPS

<u>Übungsempfehlungen</u>

Bewegung ist eine entscheidende Komponente bei der Bewältigung der Insulinresistenz. Regelmäßige körperliche Aktivität erhöht die Insulinsensitivität und kann den Blutzuckerspiegel senken. Hier sind einige Übungsvorschläge, die hilfreich sein können:

- Aerobic-Übungen: Versuchen Sie, pro Woche mindestens 150 Minuten aerobe Aktivität mittlerer Intensität zu absolvieren. Dazu kann Gehen, Joggen, Radfahren, Schwimmen oder jede andere Übung gehören, die zu einem Anstieg Ihrer Herzfrequenz führt.

- Krafttraining: Führen Sie mindestens zweimal pro Woche Krafttrainingsaktivitäten durch. Um die Muskelmasse zu erhöhen und die Insulinsensitivität zu verbessern, verwenden Sie Gewichte, Widerstandsbänder oder Körpergewichtsübungen wie Kniebeugen, Ausfallschritte und Liegestütze.

- Flexibilität und Gleichgewicht: Yoga und Pilates fördern Flexibilität, Gleichgewicht und Muskelkraft. Sie tragen auch dazu bei, Stress abzubauen, was zur Verbesserung der Insulinsensitivität beiträgt.

- Hochintensives Intervalltraining (HIIT): Kurze Trainingseinheiten mit hoher Intensität, gefolgt von Ruhephasen oder Phasen geringer Intensität, können äußerst vorteilhaft sein. HIIT kann die Insulinsensitivität steigern und Ihnen helfen, mehr Kalorien in kürzerer Zeit zu verbrennen.

- Konstanz: Versuchen Sie, jeden Tag aktiv zu sein, auch wenn es nur ein kurzer Spaziergang ist. Übungsvorteile erfordern Beständigkeit, um ihr volles Potenzial auszuschöpfen.

- Überwachen Sie den Blutzuckerspiegel: Wenn Sie an Diabetes oder schwerer Insulinresistenz leiden, überprüfen Sie Ihren Blutzuckerspiegel vor und nach dem Training. Dies wird Ihnen helfen zu verstehen, wie sich verschiedene Aktivitäten auf Ihren Blutzuckerspiegel auswirken.
- Bleiben Sie hydriert: Trinken Sie vor, während und nach dem Training viel Wasser, um hydriert zu bleiben.
- Aufwärmen und Abkühlen: Um Verletzungen zu vermeiden, beginnen Sie jede Trainingseinheit mit einem Aufwärmen und beenden Sie sie mit einem Abkühlen.
- Hören Sie auf Ihren Körper: Wenn Sie zum ersten Mal Sport treiben oder gesundheitliche Probleme haben, beginnen Sie vorsichtig und steigern Sie die Intensität schrittweise. Hören Sie immer auf Ihren Körper und hören Sie auf, wenn Sie Schmerzen oder Beschwerden verspüren.

Denken Sie daran, einen Arzt zu konsultieren, bevor Sie mit einem neuen Fitnessprogramm beginnen, insbesondere wenn Sie gesundheitliche Bedenken haben. Sie können personalisierte Empfehlungen basierend auf Ihrem Gesundheits- und Fitnessniveau aussprechen. Bleiben Sie aktiv und gesund!

Techniken zur Stressbewältigung

Stressmanagement ist ein wichtiger Teil des Insulinresistenzmanagements, da es Auswirkungen auf den Blutzuckerspiegel und die allgemeine Gesundheit haben kann. Hier sind einige erfolgreiche Strategien zur Stressbewältigung:

- Tiefes Atmen: Techniken des tiefen Atmens können Ihnen helfen, sich zu entspannen und Spannungen abzubauen. Atmen Sie tief ein und zählen Sie bis vier, halten Sie die Luft bis sieben und atmen Sie bis acht aus.

- Achtsamkeitsmeditation: Verbringen Sie jeden Tag ein paar Minuten mit ruhigen Gedanken oder Achtsamkeitsmeditation. Konzentrieren Sie sich auf Ihren Atem und richten Sie Ihre Aufmerksamkeit jedes Mal darauf, wenn Ihre Gedanken abschweifen.

- Regelmäßige Bewegung: Körperliche Aktivität ist ein hervorragender Stressreduzierer. Ob flotter Spaziergang, Yoga oder Training – wählen Sie eine Aktivität, die Ihnen Spaß macht, und integrieren Sie sie in Ihren Alltag.

- Ausreichender Schlaf: Gönnen Sie sich jede Nacht 7–9 Stunden ausreichenden Schlaf. Sorgen Sie für einen regelmäßigen Schlafrhythmus und schaffen Sie eine entspannte Umgebung.

- Gesunde Ernährung: Eine ausgewogene Ernährung kann Ihnen helfen, mit Stress umzugehen. Vermeiden Sie übermäßigen Koffein- und Zuckerkonsum, da dieser die Angst verstärken kann.

- Zeitmanagement: Planen Sie Ihren Tag so, dass Sie sich nicht gehetzt fühlen und genügend Zeit haben, Ihre Aufgaben zu erledigen.

- Soziale Unterstützung: Kommunizieren Sie mit Freunden und Familie. Es kann Trost spenden, wenn Sie Ihre Ideen und Bedenken mit anderen teilen.

- Entspannungstechniken: Machen Sie Aktivitäten, die Ihren Körper und Geist beruhigen, wie zum Beispiel ein warmes Bad nehmen, lesen oder beruhigende Musik hören.
- Hobbys: Nehmen Sie an Aktivitäten teil, die Ihnen Freude bereiten und Sie von Stress ablenken.
- Professionelle Hilfe: Wenn der Stress überwältigend wird, wenden Sie sich an einen Psychologen.

Stressbewältigung bedeutet nicht nur, ihn in der Gegenwart zu minimieren, sondern auch Gewohnheiten zu entwickeln, die es Ihnen ermöglichen, mit der Zeit effektiver mit Stress umzugehen. Behalten Sie eine ruhige und konzentrierte Haltung!

ABSCHLUSS

Denken Sie zum Abschluss dieses Kochbuchs daran, dass die Kontrolle der Insulinresistenz eine Reise und kein Ziel ist. Die hier vorgestellten Rezepte und Ratschläge sind mehr als nur Anweisungen; Sie sind Sprungbretter zu einem besseren, lebendigeren Lebensstil.

Sie haben gelernt, wie Sie schmackhafte Mahlzeiten zubereiten, die nicht nur Ihren Gaumen, sondern auch die Bedürfnisse Ihres Körpers befriedigen. Vom stärkenden Frühstück bis zum sättigenden Abendessen ist jede Mahlzeit auf Ihre Gesundheit ausgerichtet. Die Snacks und Süßigkeiten haben Ihnen gezeigt, dass Genuss und Gesundheit nebeneinander bestehen können, und bewiesen, dass eine Insulinresistenzdiät sowohl angenehm als auch befriedigend sein kann.

Über die Rezepte hinaus möchte dieses Kochbuch Ihnen Wissen vermitteln – über die Lebensmittel, die Sie nähren, die Übungen, die Sie stärken, und die Gewohnheiten, die Sie am Laufen halten. Wir hoffen, dass Sie diesen ganzheitlichen Ansatz in der Küche und darüber hinaus verfolgen.

Denken Sie daran, dass sich die Entscheidungen, die Sie jeden Tag treffen, summieren. Kleine, dauerhafte Veränderungen können Ihre Insulinsensitivität und Ihren allgemeinen Gesundheitszustand erheblich verbessern. Seien Sie also geduldig mit sich selbst, genießen Sie Ihre Erfolge und seien Sie immer bereit zu lernen und sich anzupassen.

Vielen Dank, dass Sie dieses Kochbuch zu einem Teil Ihrer Reise gemacht haben. Mögen die Mahlzeiten, die Sie zubereiten, Ihnen nicht nur Gesundheit, sondern auch Glück und Erfolgserlebnisse bescheren.

Bleiben Sie genährt, aktiv und inspiriert.